逆流性食道炎

自力でよくなる！

消化器病の名医陣が教える

最新 1分体操大全

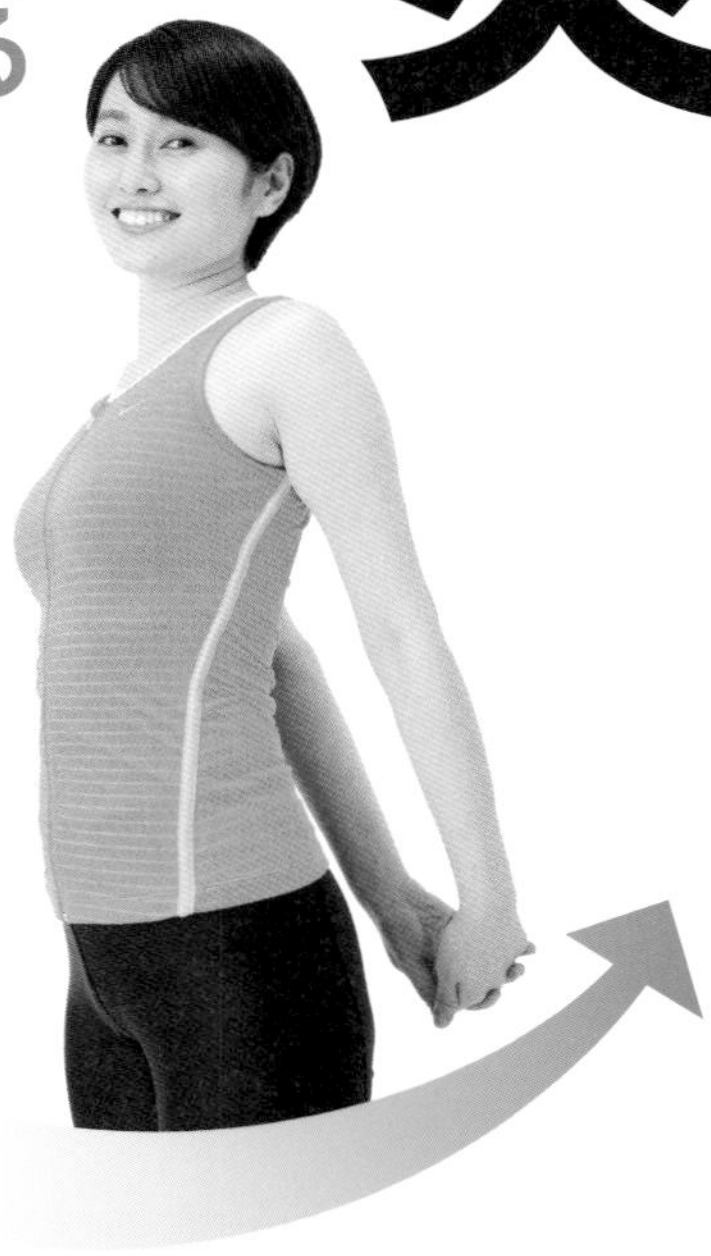

文響社

胸やけ、すっぱいものがこみ上げる、
ゲップが多い……あなたを悩ませる

逆流性食道炎は、こんな病気です

兵庫医科大学消化器内科学主任教授
三輪洋人《みわひろと》

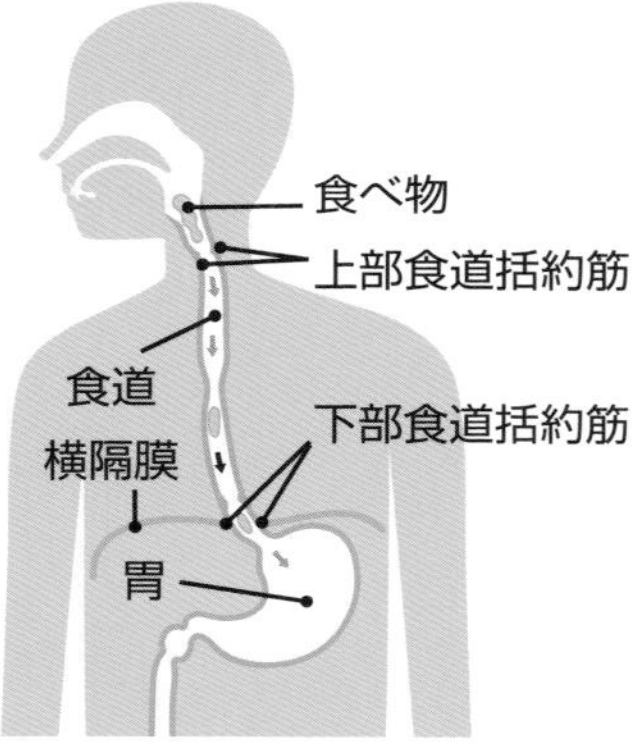
食べ物
上部食道括約筋
食道
下部食道括約筋
横隔膜
胃

胃の内容物は、胃と食道の境目にある下部食道括約《かつやく》筋によって、食道へ逆流しないようになっています。ところが、下部食道括約筋がゆるむと胃液が食道に逆流し、症状を引き起こします。

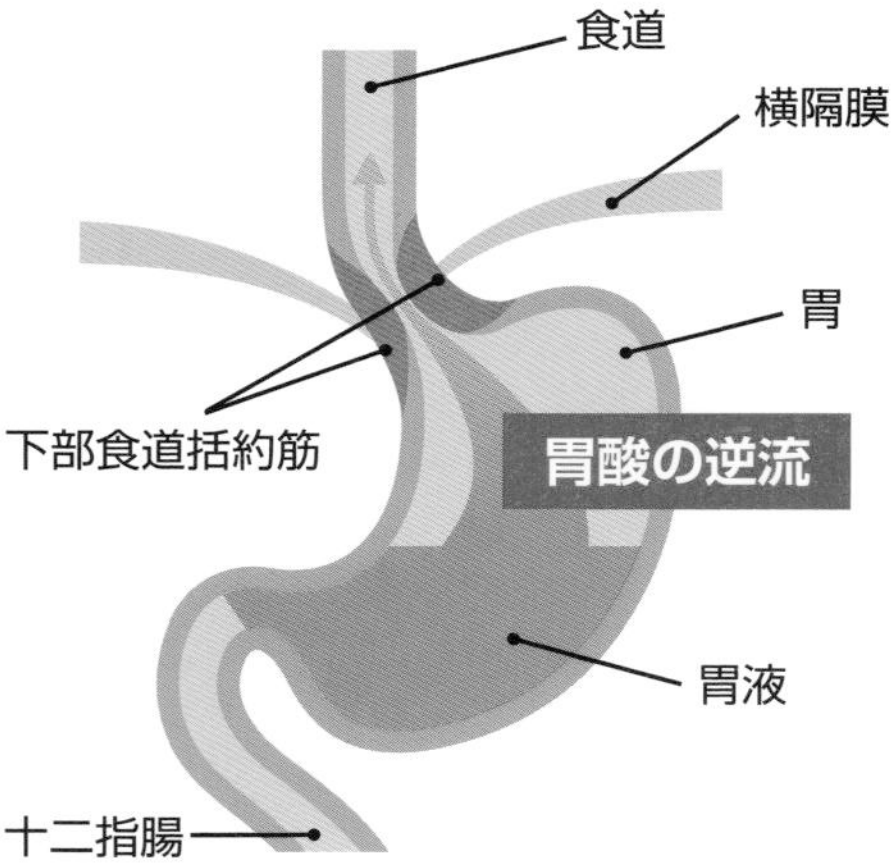
食道
横隔膜
胃
下部食道括約筋
胃酸の逆流
胃液
十二指腸

食道は、のどと胃をつなぐ筒状の臓器です。口から入った食べ物は食道を通って胃に運ばれます。

胃に入ってきた食べ物の消化を助けるために、胃の中では強酸性の塩酸（胃酸）と消化酵素を含む胃液が分泌《ぶんぴつ》されます。しかし、胃粘膜ではアルカリ性の粘液も分泌されるため、胃壁が消化されることはありません。

ところが、食べ物の輸送路である食道には、胃酸から身を守る防御機能が備わっていません。

そのため、胃酸を含む胃液が食道まで逆流すると、食道の粘膜が炎症を起こしたり、不快な症状が現れたりします。

これが、「逆流性食道炎」です。

どんな症状が起こるの？

胸やけ

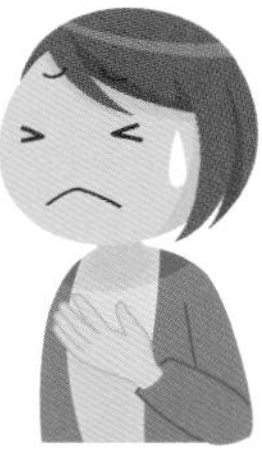

みぞおちの上あたりから胸骨の裏側あたりに、熱く焼けるような感じがする。

呑酸《どんさん》

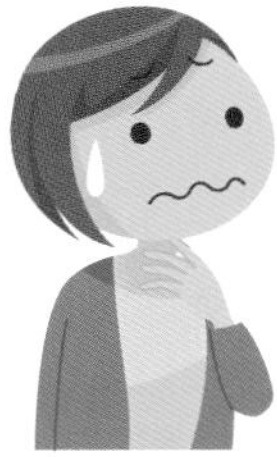

すっぱいもの（胃液など）が胸やのど、口にまで上がってくる症状。

つかえ感

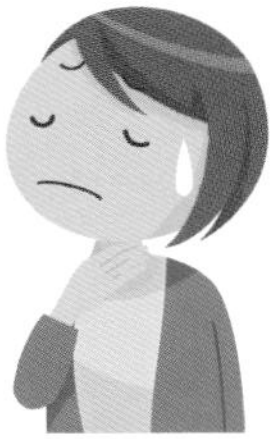

何かがのどにつかえる感じで、のどに食べ物が通らなくなることも。

胸痛

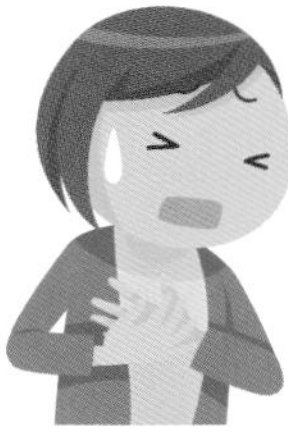

「胸が締めつけられるように痛い」「胸がチリチリと痛む」と表現する人も。

ほかにこんな症状も……

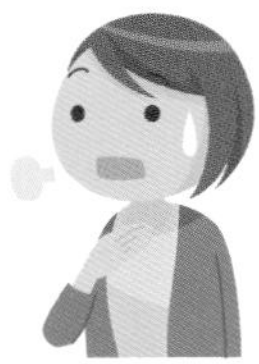

ゲップ

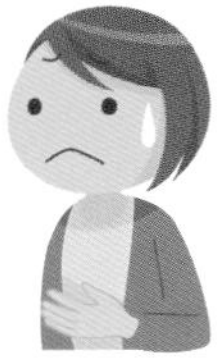

胃もたれ

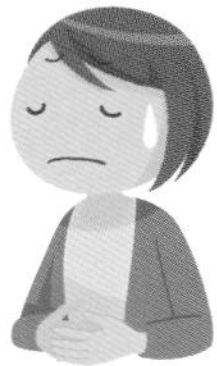

腹部膨満感

- 声のかすれ
- ぜんそく症状
- のどの痛み
- 耳の痛み　など

逆流性食道炎の症状はさまざまです。代表的な症状は、胸やけ、呑酸《どんさん》、つかえ感、胸痛です。中でも胸やけは逆流性食道炎の人の40%以上に現れるとされています（5ページのグラフ参照）。

ただし、表現のしかたは千差万別で、例えば胸やけを「胸がチリチリと痛む」「胸のあたりが重苦しい」「胸のあたりがいやな感じがする」という人もいます。

また、逆流した胃液がのどや口の中、耳などにも流れ込み、のどや口、鼻などでも症状が現れることがあります。

チェックしてみよう！

あなたには、以下の症状がありますか？　ある場合は、その程度について記入欄の数字に○をつけてお答えください。

症状		記入欄				
		ない	まれに	ときどき	しばしば	いつも
1	胸やけやがしますか？	0	1	2	3	4
2	おなかが張ることがありますか？	0	1	2	3	4
3	食事をしたあとに、胃が重苦しい（もたれる）ことはありますか？	0	1	2	3	4
4	思わず手のひらで胸をこすってしまうことがありますか？	0	1	2	3	4
5	食べたあと気持ちが悪くなることがありますか？	0	1	2	3	4
6	食後に胸やけが起こりますか？	0	1	2	3	4
7	のどの違和感（ヒリヒリなど）がありますか？	0	1	2	3	4
8	食事の途中で満腹になってしまいますか？	0	1	2	3	4
9	物を飲み込むと、つかえることがありますか？	0	1	2	3	4
10	苦い水（胃酸）が上がってくることがありますか？	0	1	2	3	4
11	ゲップがよく出ますか？	0	1	2	3	4
12	前かがみをすると、胸やけがしますか？	0	1	2	3	4

これは「Fスケール」と呼ばれる自己記入式アンケートです。初期診断に有効とされます。

合計点数　□＋□＋□＋□

総合計点数　＝

出典：Kusano M.et al.:J Gastroenterol.,39.888(2004)

あなたは逆流性食道炎？

判定結果

総合計点数が8点以上の人は逆流性食道炎（胃食道逆流症）の可能性が高いとされます。まずは、消化器科などを受診しましょう。

胸やけを訴える人が圧倒的に多い

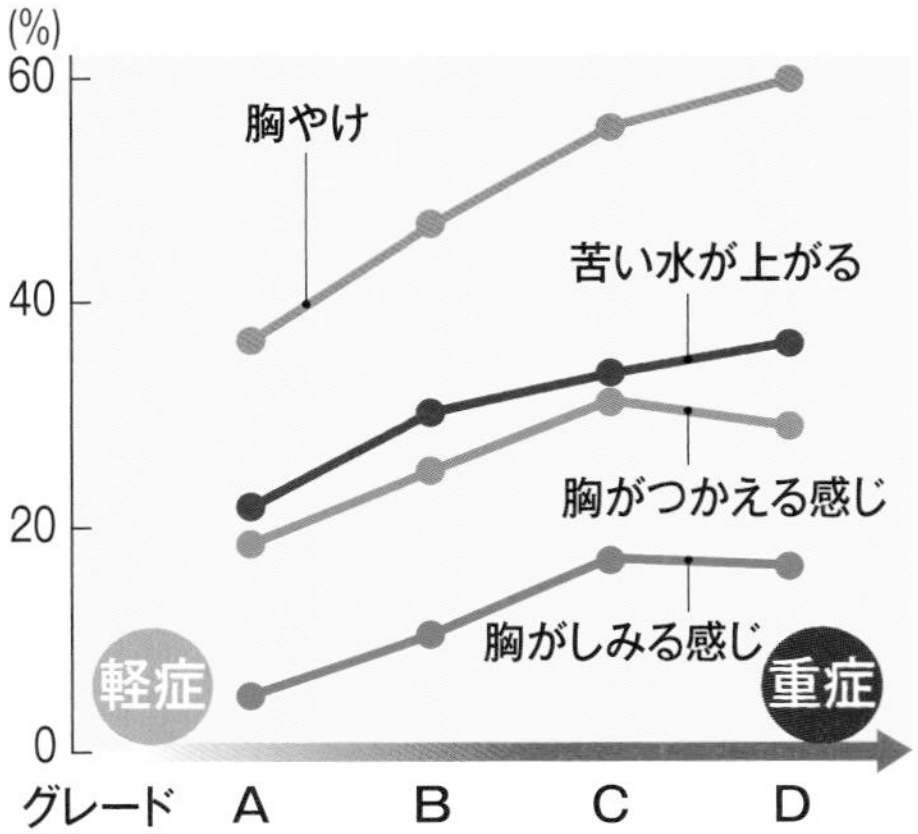

(%)
60
40
20
0
胸やけ
苦い水が上がる
胸がつかえる感じ
胸がしみる感じ
軽症
重症
グレード
A
B
C
D

ロサンゼルス分類（6～7ﾍﾟｰｼﾞ）による重症度
出典：「日本内科学会雑誌」（2000年）より一部改変

左の図は逆流性食道炎の４大症状と内視鏡検査による重症度を比べた結果です。最も多い症状は胸やけで、重症になるにつれ、訴える人の割合が増えています。

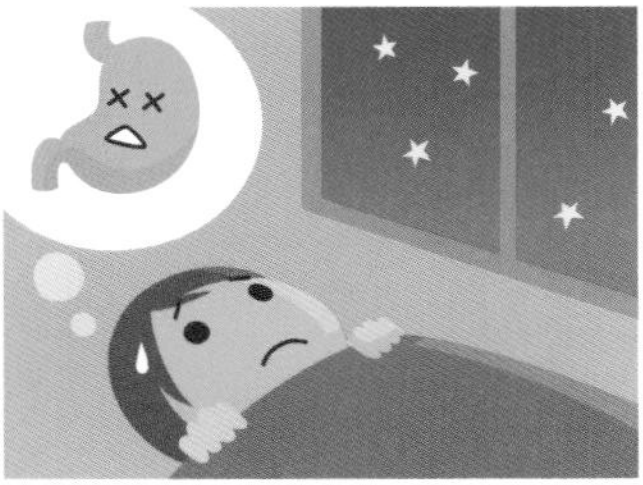
就寝中は症状の出やすいタイミングの一つ

胸やけなどの逆流性食道炎の症状が起こりやすいタイミングは二つあります。一つは食後です。食後は、食べ物の消化のために胃酸が多く分泌《ぶんぴつ》されるうえ、食道と胃の境目にある下部食道括約《かつやく》筋がゆるみやすいため、胃酸が逆流しやすくなるのです。

もう一つが就寝中です。私たちは昼間は唾液《だえき》が分泌されており、唾液によって食道が洗浄されていますが、就寝中は唾液の分泌量が少ないため、逆流した胃酸が食道に留まりやすくなります。

今こんな状態かも!?

ロサンゼルス分類による重症度

世界的には、内視鏡検査により重症度を４段階に分類する「ロサンゼルス分類」が広く用いられています。日本では、これにグレードＮとグレードＭを加えた「改訂ロサンゼルス分類」が広く受け入れられています。

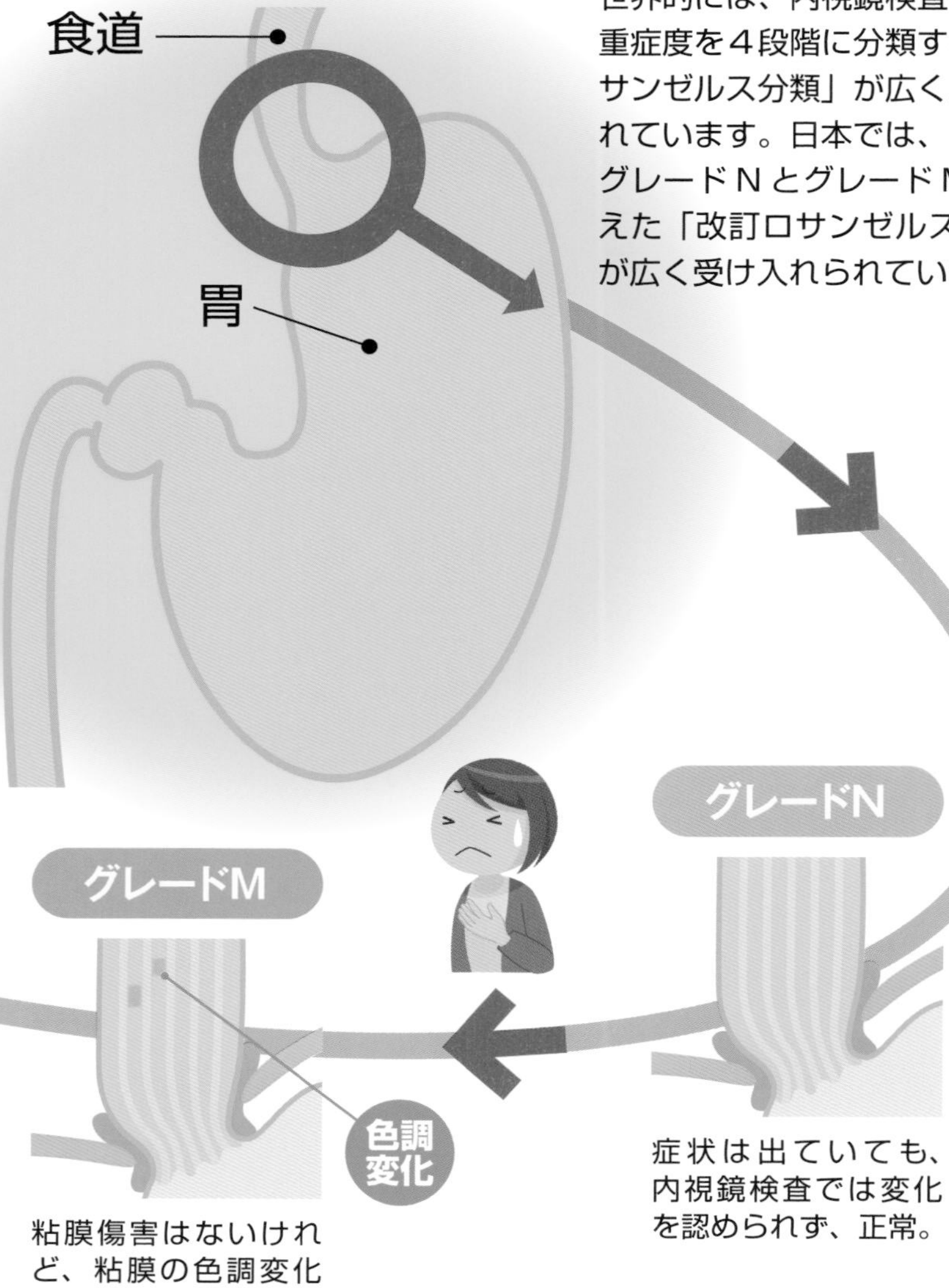

症状は出ていても、内視鏡検査では変化を認められず、正常。

粘膜傷害はないけれど、粘膜の色調変化を認めるもの。

あなたの食道、胃酸の逆流で

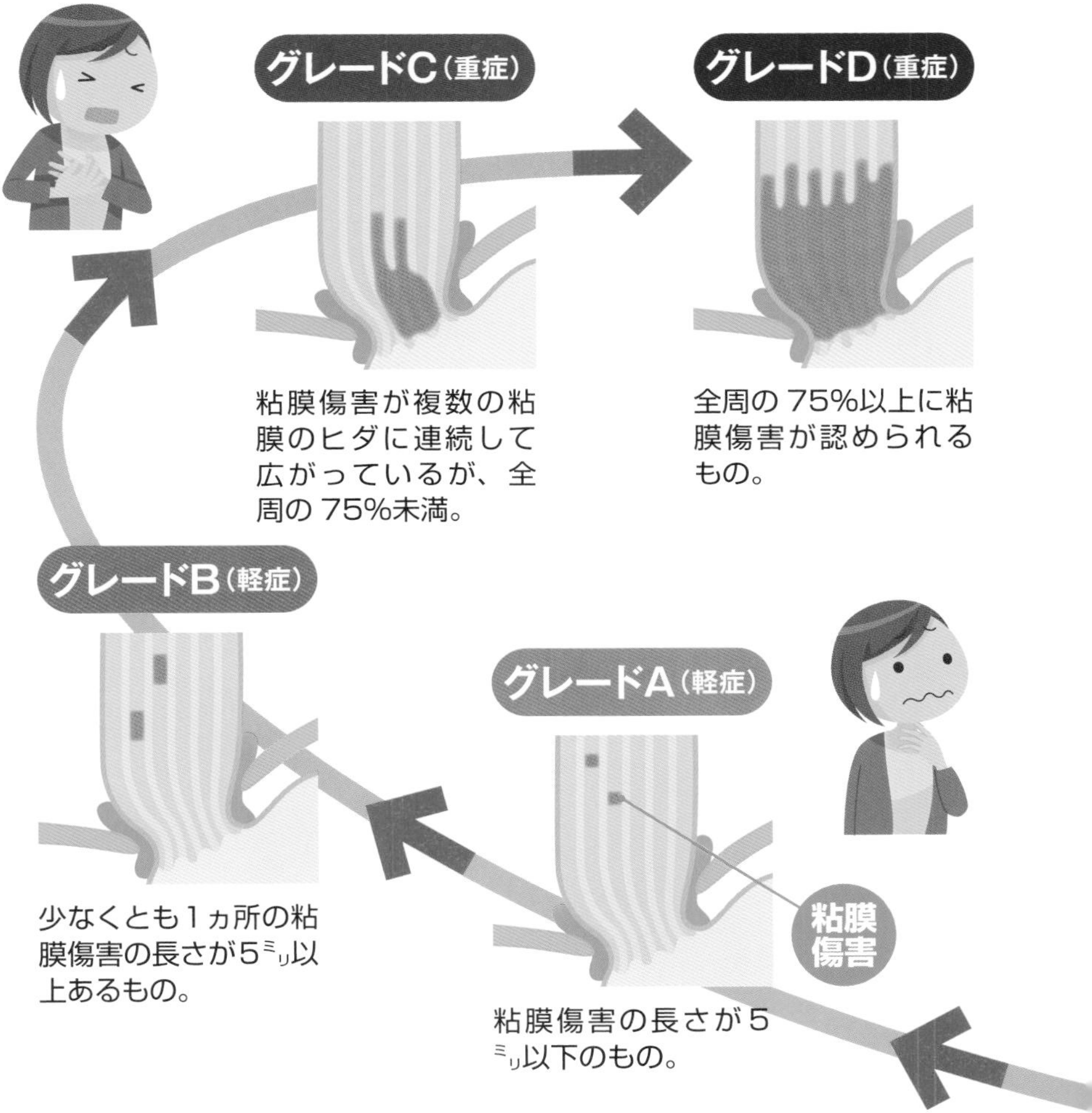
グレードC（重症）
粘膜傷害が複数の粘膜のヒダに連続して広がっているが、全周の75%未満。
グレードD（重症）
全周の75%以上に粘膜傷害が認められるもの。
グレードB（軽症）
少なくとも1ヵ所の粘膜傷害の長さが5ミリ以上あるもの。
グレードA（軽症）
粘膜傷害
粘膜傷害の長さが5ミリ以下のもの。

逆流性食道炎と同じ病気の仲間に、非びらん性胃食道逆流症があります（29ページ参照）。内視鏡検査をしても食道に炎症は見つからないけれど、逆流性食道炎と同じような症状があるものをいい、改訂ロサンゼルス分類のグレードNに該当します。

内視鏡的には、グレードNは正常で、グレードM→A→B→C→Dと進むにつれ重症度が上がり、胸やけが起こる頻度も増えます。

一般的にグレードA・Bは軽症、C・Dは重症とされています。

やすいのは、こんな人

高齢

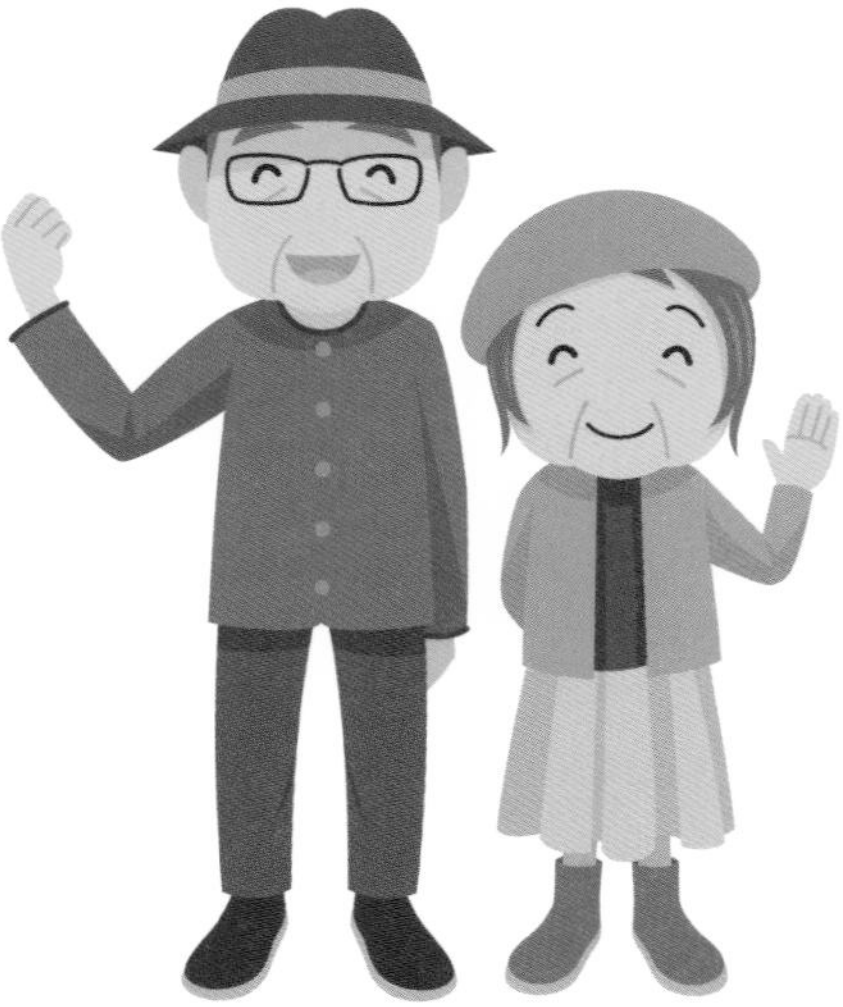

高齢になると、下部食道括約筋がゆるみやすくなります。唾《だ》液《えき》の分泌量が減り、逆流した胃酸を洗い流せなくなります。

対策　横隔膜体操（第3章）

姿勢が悪い

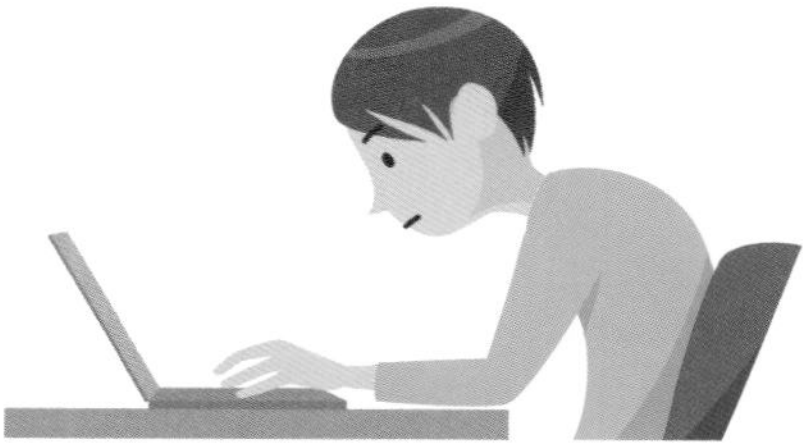

ネコ背など前かがみの姿勢になると胃が圧迫され、胃酸が逆流しやすくなります。

対策　ネコ背正し体操（第2章）

ストレスが多い

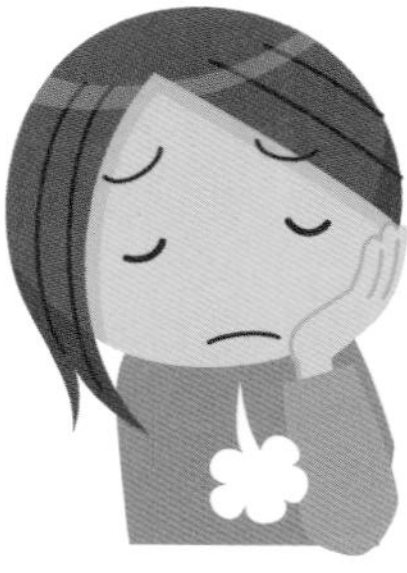

過剰なストレスにより自律神経（意志とは無関係に血管や内臓の働きを支配する神経）が乱れると、食道の粘膜が敏感になります。

対策　あくび体操など（第4章）

胃酸の分泌《ぶんぴつ》や逆流が多くなる要因としては、上記のほかに、脂質の多い食生活や体型があげられます。

　脂っこいものを食べると、脂肪分の分解を促すホルモンの影響で、下部食道括約《かつやく》筋がゆるみやすくなります。太っておなかに脂肪がつくと胃が押され、胃酸が逆流しやすくなります。

　逆に、やせすぎの人も胃下垂になって食べたものを胃へ送り出すのが遅れ、胸やけを覚えやすくなるといわれています。

逆流性食道炎になり

糖尿病の持病がある

高血糖が続くと唾液の分泌量が少なくなったり、末梢《まっしょう》神経が障害されて食道の知覚や運動が鈍くなったりします。

胃を切除した

胃がんなどの手術で胃の入り口である噴門《ふんもん》部を切除すると、胃の入り口の締まりが悪くなります。

睡眠時無呼吸症候群と診断されている

睡眠時無呼吸症候群では無呼吸中に胸腔《きょうくう》内の圧が低下するため、胃酸を含む胃液が逆流しやすくなります。肥満の人が多いことも、逆流性食道炎を引き起こしやすくしているといわれます。

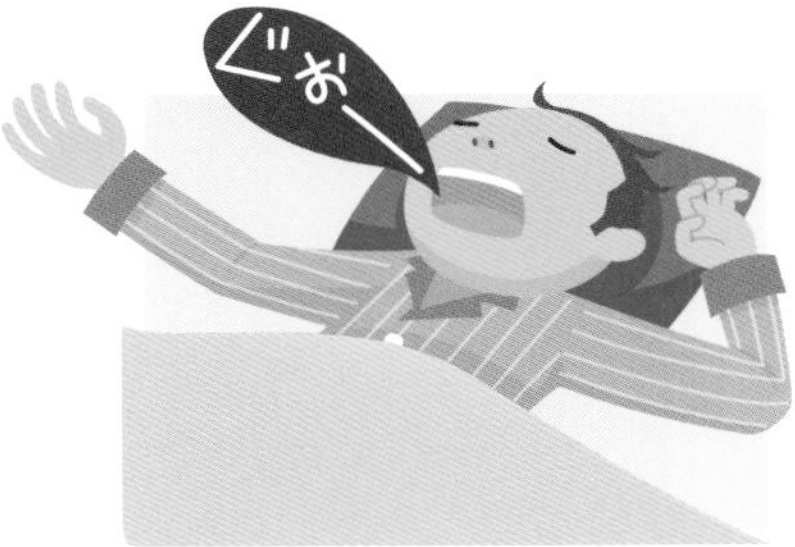

COLUMN

放置するとがんになるの？

　逆流性食道炎をくり返すと、食道の炎症が回復する過程で食道の粘膜が胃と同じタイプの細胞に置き換わる「バレット食道」になることがあります。バレット食道自体は悪性ではありませんが、まれに食道がんを発生させることがあります。

　一度バレット食道になるとなかなか改善できません。バレット食道にならないためには、逆流性食道炎を放置しないことが大切です。

バレット食道

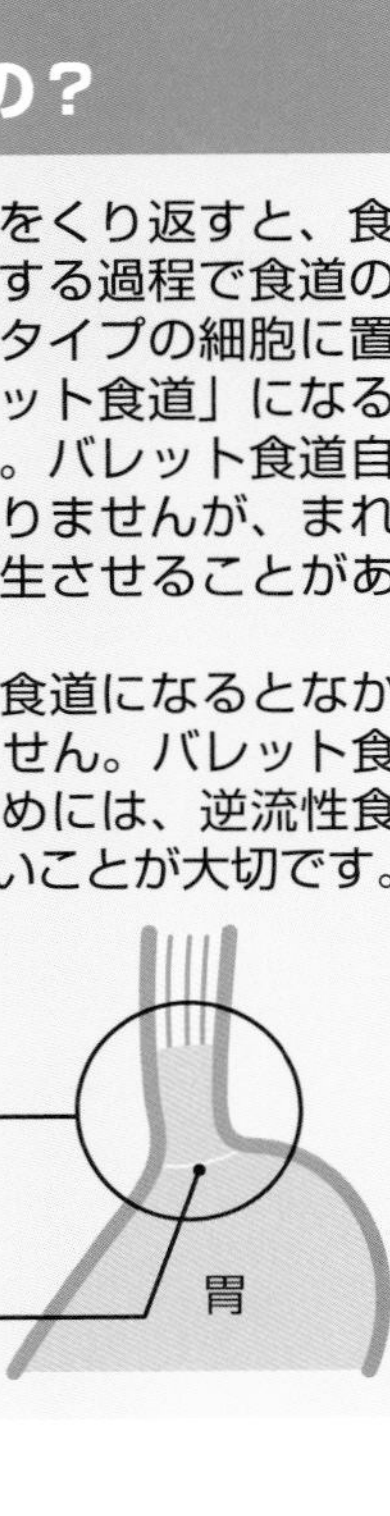

逆流性食道炎で命を落とすことはありませんが、QOL（生活の質）の低下を招きます。「ひょっとしたら逆流性食道炎かも」と思ったら、放置せずに消化器科の専門医を受診してください。

　また、症状の改善にはセルフケアも欠かせません。本書で紹介している体操を実践するとともに、食事や生活習慣を見直しましょう。

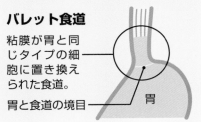

はじめに

脂っこい料理を食べながらお酒を大量に飲む人は、「胸やけがする」「すっぱくて苦いものが、のどもとまでこみ上げてくる（呑酸《どんさん》）」といった症状に心当たりはありませんか。あるいは、背中が丸くなっているネコ背の人はどうでしょうか。

「ちょっと食べすぎた」「飲みすぎた」「年のせい」などと思い込み放置していたら、問題です。ひょっとしたら「逆流性食道炎」を発症しているかもしれないからです。

逆流性食道炎は文字どおり、胃酸を含む胃液が食道に逆流して食道の粘膜に炎症を起こす病気です。１９８０年代より前までは、日本で逆流性食道炎はまれな病気でした。ところが、その後に急増しはじめ、今もなお増えつづけています。

その背景として食事の欧米化と高齢化があるといわれています。冒頭にあげた〝脂っこい料理〟がまさに食事の欧米化の典型です。脂っこい食事は、消化するのに多くの胃酸が必要です。胃酸が多くなれば、当然ながら逆流しやすくなります。

高齢になると、骨がもろくなる骨粗鬆症《こつそしょうしょう》でネコ背になる人が増えてきます。ネコ背になるとおなかにかかる圧力が大きくなるため、胃液が逆流しやすいのです。

そうはいっても、みなさんの中には「逆流性食道炎が原因で亡くなったという話は聞いたことがないから、気にしなくてもいいのでは」と思う人もいるかもしれません。確かに、逆流性食道炎で命を落とすことはありませんが、胸やけが続いて眠れない、不快な症状が気になって食事を楽しめないなど、生活の質（ＱＯＬ）が著しく低下します。

でも、安心してください。逆流性食道炎はセルフケアで改善できる場合が多々あります。当然、医療機関で医師の治療を受ける必要はありますが、薬物療法などの治療を受けている場合もセルフケアを併用してこそ高い治療効果を望めます。

本書では誰でも簡単にできる1分体操をはじめ、食生活や日常生活でのセルフケアを紹介しています。どれもが今日から取り組めることばかりです。ぜひ実践して、生活の質の高い「豊かな人生」を送っていただきたいと思います。

兵庫医科大学消化器内科学主任教授　三輪洋人

目次

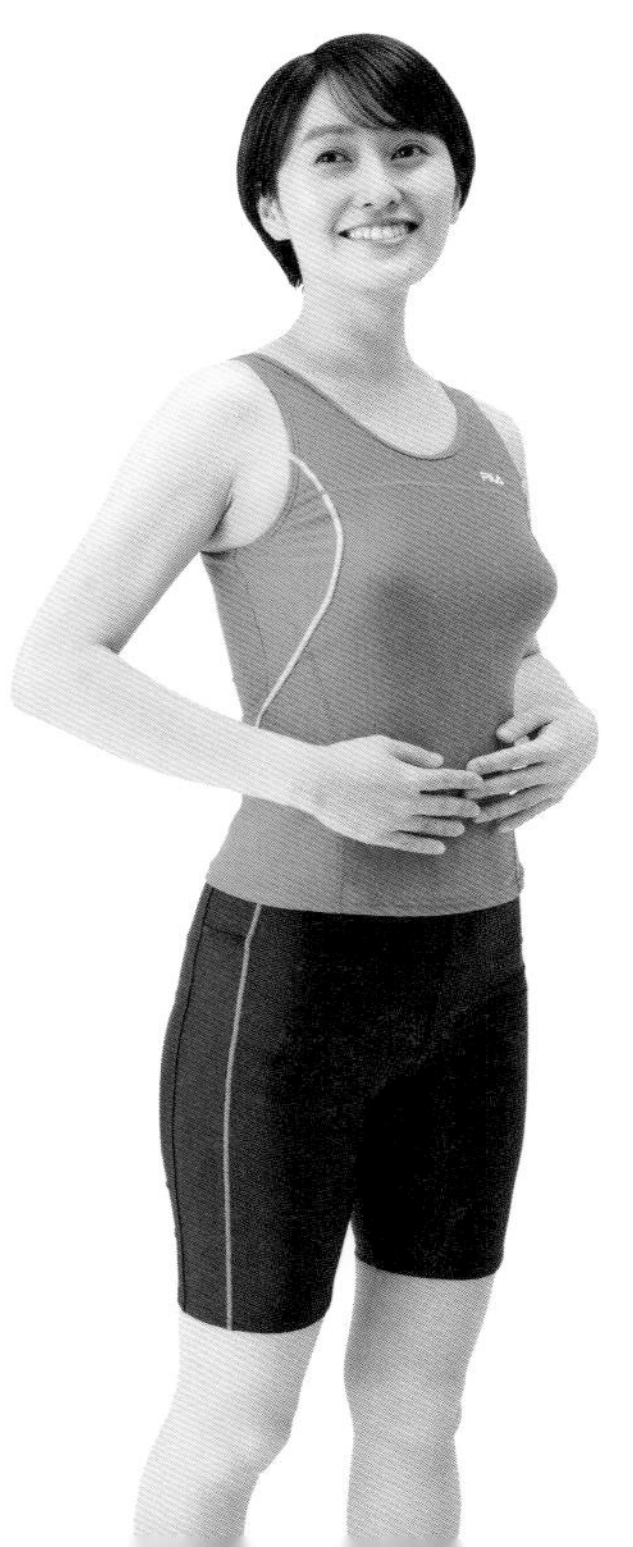

第2章

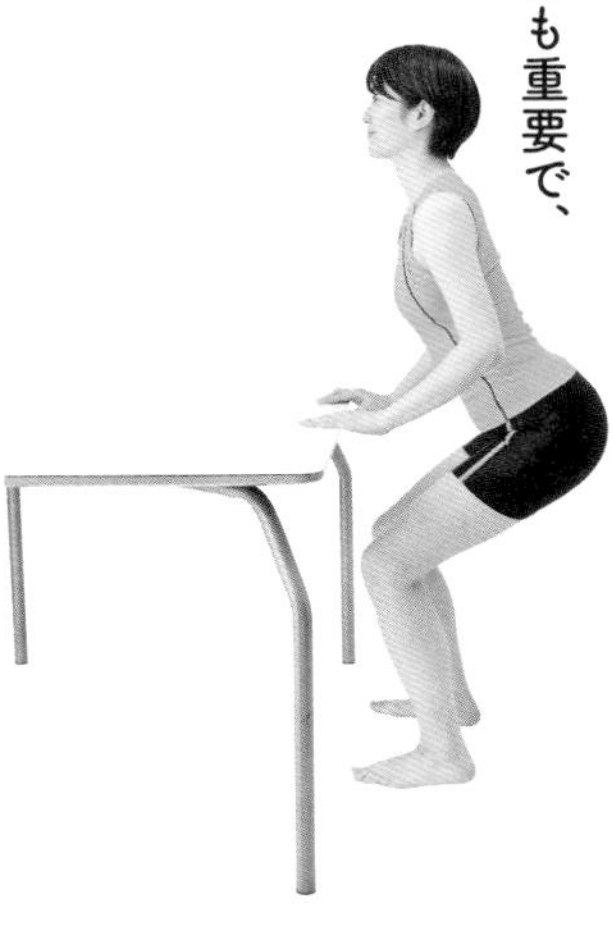

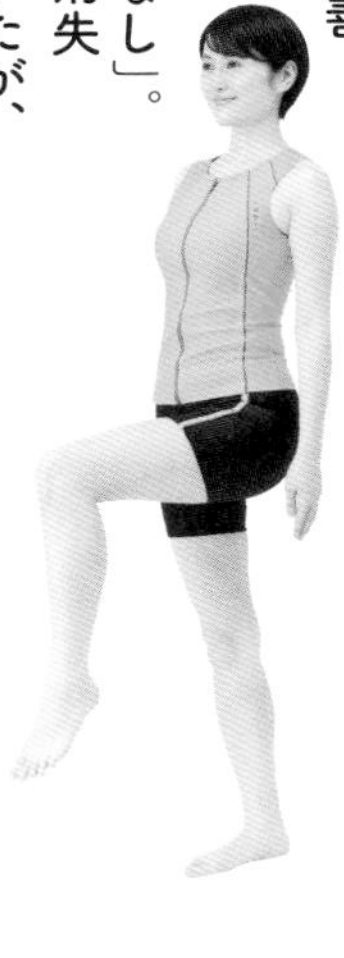

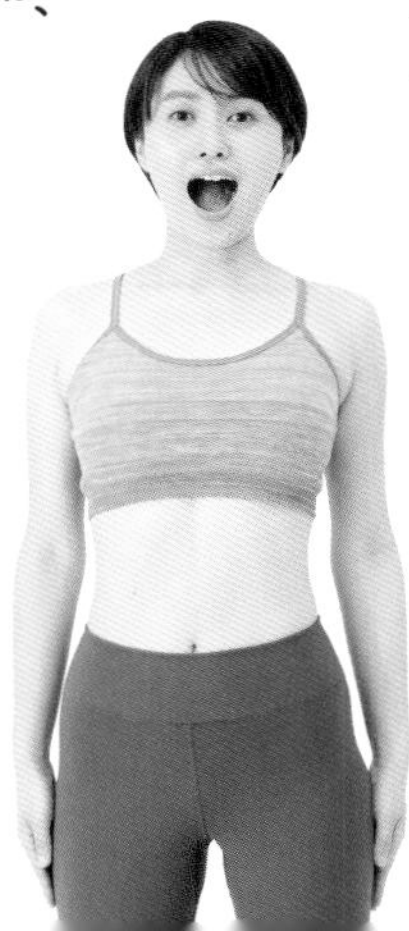

第5章

東邦大学医学部教授 島田英昭
イシハラクリニック副院長 石原新菜

第1章

最新情報

今や3人に1人が悩む新国民病「逆流性食道炎」の正体。日本人に激増する理由と対策が新判明

兵庫医科大学
消化器内科学主任教授
三輪 洋人

胃酸が逆流して炎症を起こす「逆流性食道炎」は欧米人《かつて》の病気だったが、1990年代から日本人に激増し大問題

逆流性食道炎は、胃酸を含む胃液など胃の内容物が食道に逆流することによって食道が傷つき、**炎症（ただれ・びらん）が生じる病気**です。かつては欧米人に多かったのですが、日本でも1990年ごろから増えはじめ、**近年は3人に1人がかかっているといわれるほど身近な病気**になり、特に**高齢者での増加が目立ちます。**

逆流性食道炎には典型的な症状が二つあります。それが**「胸やけ」と「呑酸《どんさん》」**です。

胸やけは、逆流性食道炎の人の**40%以上に現れる**とされています。食道に火ばしを入れられたようにみぞおちから上に向かってカーッと熱くなる症状で、まさに「胸が焼ける」感じがします。胃が重苦しい感じの「胃もたれ」と混同している人が少なくありませんが、別の症状なので注意しましょう。

呑酸は、**胃液が上がってくる症状**で、すっぱいものや苦いものがこみ上げてくる感

じです。のどの奥が焼けるような感じがすることもあります。

この二つの症状がある場合は、逆流性食道炎の可能性がかなり高いと考えていいでしょう。

そのほか、狭心症や心筋梗塞《こうそく》がないのに**胸の激痛**を訴えることもあります。また、**のどのつかえ感**もよく見られます。そのため、先の「胸やけ」と「呑酸」に、「胸痛」と「つかえ感」を加えて逆流性食道炎の4大症状と呼ばれます。

さらに、胃もたれや胃痛、腹部のもたれ感や腹痛など消化器系の症状だけでなく、声のかすれやぜんそく症状、慢性的なセキ、耳の痛みなど、**食道の病気とは関係なさそうな症状も少なくありません**。思い当たるものがないか、4ジペーの表でチェックしてみましょう。

逆流性食道炎の症状は、**食後2~3時間以内に起こる**ことが多いものです。消化器とは関係なさそうな症状でも、その時間帯にくり返し起こるようなら、逆流性食道炎が疑われます。ただし、逆流が起こっているにもかかわらず、**無症状やごく軽症**の人もいます。

逆流性食道炎の特徴がわかったところで、病気の起こるしくみを説明しましょう。

前述したように、逆流性食道炎は、胃酸が食道に逆流することによって食道が傷つき、炎症が生じる病気です。この場合の**炎症による徴候は「ただれ」**で、医学的には「びらん」といいます。

胃は、食事でとったたんぱく質などを消化するために、胃の粘膜から**胃酸という強い酸を分泌《ぶんぴつ》**しています。そのため胃の中は強い酸性状態になっていますが、**酸から胃壁を守る粘液も分泌**されており、胃が消化されることはありません。しかし、食べ物の通り道である**食道には、そうした防御機能がありません**。そのため、胃酸が逆流すると、その強い酸によって食道の粘膜が侵され、ただれてしまうのです。

食道の粘膜に炎症があるかどうかは、内視鏡検査で調べます。すると、逆流性食道炎の症状を訴えているのに、食道の粘膜には異常のない人がいます。これは**「非びらん性胃食道逆流症（NERD《ナード》）」**といいます。近年は、これらをまとめて**「胃食道逆流症（GERD《ガード》）」**と呼んでいます。逆流性食道炎はその一部で、非びらん性胃食道逆流症に対して**「びらん性胃食道逆流症」**と呼ばれています（31ページの表参照）。なお、本書では一般のみなさんにもわかりやすくするために、胃食道逆流症を逆流性食道炎と呼んで解説しています。

健康な人と逆流性食道炎の人の胃の接合部の違い

健康な人の「下部食道括約《かつやく》筋」は、食べ物が通るとき以外はしっかり締まっている。逆流性食道炎の人の下部食道括約筋は、食べ物が通るとき以外もゆるんでいる場合が多く、胃の内容物が逆流しやすくなっている。

健康な人　　**逆流性食道炎の人**

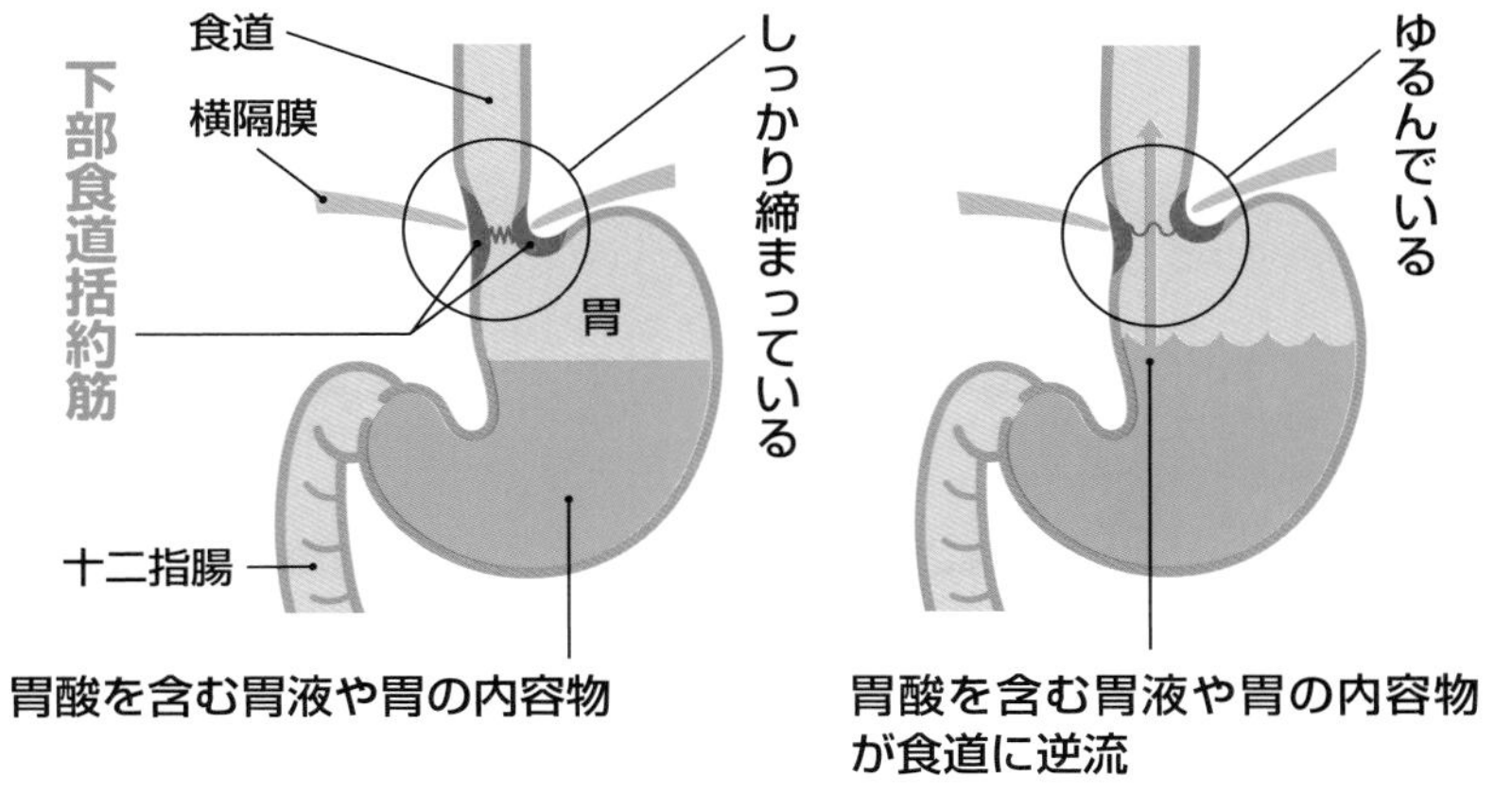

逆流性食道炎は命にかかわる病気ではありませんし、軽症であれば自然に治ることもあります。

しかし、不快な症状が続けば、食事を楽しめなかったり、いつも気分が悪かったりと、日常生活に影響を及ぼします。

症状が重い人ほど生活の質（QOL）が低下すること、そして、きちんと**治療をするとQOLは改善する**ことがわかっています。

逆流性食道炎の人の「下部食道括約筋のゆるみ」には「ネコ背」「肥満」が、「胃酸分泌の増加」には「高脂肪食」が関係

食事でとった食べ物は胃で消化され、十二指腸に送られます。それが本来の流れであるにもかかわらず、なぜ胃の内容物や胃酸を含む胃液が逆流するのでしょうか。

主な原因は二つあります。

一つは、**下部食道括約筋《かつやく》のゆるみ**です。胃と食道の境目を「噴門《ふんもん》」、そのまわりの筋肉を下部食道括約筋といいます。

もともと括約筋には、ふだんは管をギュッと締めて中身をもらさないようにする働きがあります。括約筋の代表的な部位である肛門《こうもん》を思い浮かべるとわかりやすいでしょう。下部食道括約筋も通常、**食べ物を通すとき以外はしっかり閉じていて**、胃からの逆流を防いでいます。

また、食道は横隔膜《おうかくまく》を貫通している**「食道裂孔《れつこう》」**と呼ばれる穴を通って胃につながっているのですが、**横隔膜の筋肉が食道を外側から圧迫**して締めています。

ところが、食べ物が胃に入ってきたとき以外にも、下部食道括約筋が一時的にゆるみ（一過性下部食道括約筋弛緩《しかん》）、胃酸の逆流を招くことがあります。一過性下部食道括約筋弛緩は、暴飲暴食をして胃がパンパンにふくれたときや、高脂肪食を食べて十二指腸から下部食道括約筋をゆるめるコレシストキニンというホルモンが分泌《ぶんぴつ》されたときに起こると考えられています。

通常、食べ物を飲み込んだときに下部食道括約筋がゆるむ時間は4～5秒程度であるのに対し、一過性下部食道括約筋弛緩では5～30秒もゆるみつづけます。そのため、逆流した胃酸が食道に停滞しやすくなります。

加齢によっても下部食道括約筋はゆるみやすくなります。年を取るにつれ、筋肉の働きが衰えて締まりが悪くなることは自然な加齢現象であり、誰にでも起こります。逆流性食道炎が日本人に急増している背景には、高齢者の人口が増えていることも関係しています。

それに加えて、高齢になると骨がもろくなる骨粗鬆症《こつそしょうしょう》を発症する人が増えてきます。骨粗鬆症では、背骨がつぶれたような骨折（脊椎《せきつい》の圧迫骨折）が起こりやすく、これを起こすと背中が丸くなります。いわゆる「ネコ背」ですが、これは常に前かがみの姿勢でいることと同じです。

前かがみの姿勢は胃に腹圧をかけ、胃を持ち上げた状態にします。当然、胃酸も押し上げられるので、噴門にかかる圧が大きくなり、噴門が広がって逆流しやすくなります。骨粗鬆症は閉経後の女性に多い病気ですが、実際にその年代の女性に見られる逆流性食道炎の多くは、骨粗鬆症によるネコ背が原因といわれています。

胃に腹圧をかけるという点では、肥満も同じです。おなかにたっぷり脂肪がついていると、姿勢に関係なく常に胃に圧力がかかります。また、食べても胃が十分にふくらまないので、さらに胃酸を押し上げる傾向が強まります。食後は誰でも下部食道括約筋がゆるみますが、このゆるみは胃が押されている人ほど大きいことがわかっています。

さらに、「食道裂孔ヘルニア」(26〜28ジ参照)という逆流性食道炎の原因になる病態がありますが、これはネコ背の人や肥満の人によく見られます。

下部食道括約筋のゆるみと並ぶもう一つの原因は、胃酸の分泌《ぶんぴつ》量が多いことです。これには食の欧米化がかかわっています。欧米食は高脂肪・高たんぱくが特徴ですが、そうした食事は消化するのにたくさんの胃酸が必要です。1日3食がほぼ和食だ

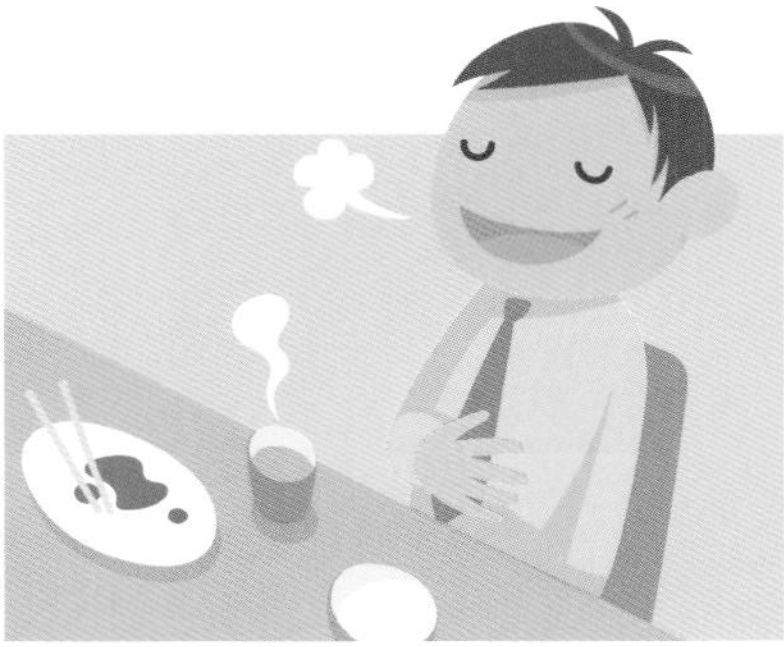

高脂肪・高たんぱくの食事は胃酸の分泌を増やす。

ったころに比べて、現在の日本人の食生活ではより多くの胃酸が必要になっています。食事内容の変化に合わせて、日本人の胃酸分泌量も増えていると考えられます。

胃酸の分泌を増やすのは、高脂肪・高たんぱくの食事だけではありません。**アルコール、辛い食品などの刺激物、カフェインなども原因**になります。不規則な食事で**空腹が長時間続くことや早食い**も胃酸の分泌を促進します。

日本人の胃酸分泌が増えた原因には、**ピロリ菌感染者が減ったこと**も大いに関係しています（26〜28ページ参照）。

健康な人でも、胃酸が逆流することはあります。しかし、食道の蠕動運動《ぜんどう》（内容物を先に送り出す運動）ですぐに胃に戻されるため、酸にさらされる時間はわずかです。

ところが、逆流性食道炎の人は下部食道括約筋がゆるみやすくなっているうえ、**食道の蠕動運動も低下しているため、胃酸が逆流すると食道に長く留まってしまいます**。また、胃酸の量が多いと、逆流する量も多くなります。食道の粘膜には胃の粘膜のような酸に対する防御機能がないので、酸で侵されて、炎症を起こすのです。

胃にも原因があり「ピロリ菌の除菌」や胃の上部が横隔膜の上にはみ出る「食道裂孔ヘルニア」で逆流

日本人に逆流性食道炎が増えた背景に、ピロリ菌感染者の減少があります。

ピロリ菌は胃粘膜の表面や粘膜の中にすむ細菌で、正式名称は「ヘリコバクター・ピロリ」といいます。慢性胃炎や胃がんを発症する要因になることはよく知られていますが、逆流性食道炎にも深いかかわりがあります。胃の中にピロリ菌がすんでいると、胃粘膜が荒らされて胃酸を分泌《ぶんぴつ》する組織が減り、胃酸が十分に分泌されなくなります。つまり、ピロリ菌は逆流性食道炎が起こりにくい状態に胃を保っているのです。

ピロリ菌は通常、幼少期に口を介して感染します。親が子に口移しで食べさせたり、川・池や井戸の水を飲んだりすることなどが、主な感染経路とされています。市販の離乳食がなく、上下水道も今ほど整備されていなかった数十年前に幼少期を送った日本人は、ほとんどが感染していました。このようにピロリ菌の感染は衛生状態の悪いところに多く、感染率は下水道の普及率と相関するとされていました。

しかし、日本でも衛生状態は改善し、下水道の普及率も高まってきました。国民の衛生に対する意識や環境が向上するにつれて、ピロリ菌の感染率は急速に低下しました。感染率を年代別に見ると若い世代ほど低いので、今後はさらに逆流性食道炎になる人が増えると考えられます。さらに2000年に胃潰瘍《かいよう》・十二指腸潰瘍の人に、また2013年に慢性胃炎の人に対する除菌治療に公的医療保険が適用されると、その世代の感染者の多くがこの治療を受け、除菌に成功して胃酸が十分に分泌される元気な胃を取り戻しました。皮肉なことに、これらが逆流性食道炎の増えた一因になっています。だからといって、ピロリ菌の除菌治療を敬遠するのは適切ではありません。逆流性食道炎は命にかかわりませんが、胃がんは死に至ることもある病気なので、ピロリ菌の除菌治療の価値は大きいといえます。

いっぽう、逆流性食道炎の原因である下部食道括約筋《かつやく》のゆるみも、時代の影響を受けています。高齢者の増加は骨粗鬆症《こつそしょうしょう》によるネコ背を、食の欧米化は肥満を増やしています。これらは、胃を押し上げて下部食道括約筋をゆるみやすくするため、逆流性食道炎の人が増えているのです。また、胃が押し上げられた状態が続くことは、食道

食道裂孔ヘルニアの３つのタイプ

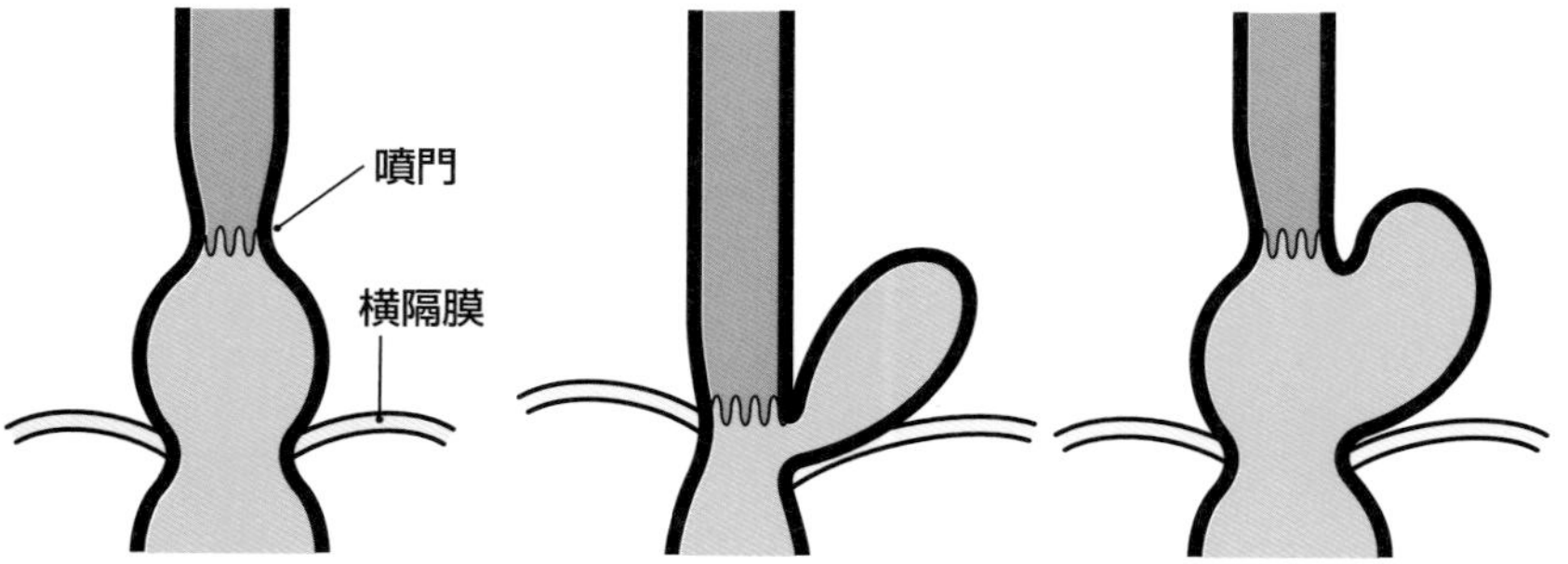

滑脱型

噴門（胃と食道の接合部）が飛び出ている。

傍食道型

胃の一部が飛び出ている。

混合型

噴門と胃の一部が飛び出している。

裂孔《れつこう》ヘルニアの原因になります。

食道裂孔ヘルニアとは、食道裂孔の下にあるべき胃が、食道裂孔を通って食道側に飛び出てもとに戻らない状態で、三つのタイプに分けられています。最も多いのは、噴門《ふんもん》（胃と食道の接合部）が飛び出る「滑脱《かつだつ》型」で、ほかに胃の一部が飛び出る「傍食道《ぼうしょくどう》型」、噴門と胃の一部の両方が飛び出る「混合型」があります。

胃酸の逆流は、下部食道括約筋と横隔膜《おうかくまく》の連携によって予防できています（52ページ参照）。そのため、噴門が横隔膜より上にあると逆流防止の力が弱まってしまいます。胃酸はより逆流しやすく、逆流した胃酸はより長く食道内に留まるため、食道裂孔ヘルニアがある人は、逆流性食道炎が重症化しやすいといえます。

症状はあるのに検査で異常なしの「非びらん性」の主原因はストレスで、40代、50代の働き盛りや若者に多発

胸やけや呑酸《どんさん》など逆流性食道炎と同じ症状があるのに、内視鏡検査をすると食道粘膜に炎症が見られない人が数多くいます。かつては「気のせい」とされましたが、現在は「非びらん性胃食道逆流症（NERD《ナード》）」という病気として扱われています。

一方、逆流性食道炎は内視鏡検査で炎症が認められるもので、「びらん性胃食道逆流症」とも呼ばれます。そして、胃酸の逆流による自覚症状はある人とない人がいます。

これら、非びらん性胃食道逆流症、びらん性胃食道逆流症の症状があるタイプ、びらん性胃食道逆流症の症状がないタイプの三つを総称して「胃食道逆流症（GERD《ガード》）」といいます。逆流性食道炎は胃食道逆流症の中の一つというわけです。

意外かもしれませんが、日本でも欧米でも、炎症がないのに自覚症状がある非びらん性胃食道逆流症の人のほうが、逆流性食道炎の人より多いことがわかっています。

2003年に日本で行われた調査では、週2回以上の胸やけがあって内視鏡検査を受けた人の**約70%が非びらん性胃食道逆流症**でした。

自覚症状があるのに食道粘膜の炎症がなかったり、逆に、炎症があるのに自覚症状がなかったりと矛盾しているようですが、近年は**食道粘膜に炎症があるかどうかは、自覚症状の強さとは関係がない**と考えられています。食道粘膜の感じやすさには個人差があり、同じ程度の胃酸の逆流があっても、自覚症状の現れ方や強さは人それぞれだからです。

しかし、**非びらん性胃食道逆流症の人が、逆流性食道炎の人より胸やけを強く訴える傾向がある**ことははっきりしています。これは、食道の知覚過敏が原因ではないかと考えられています。食道の知覚過敏とは、ごく少量の胃酸や酸度の弱い胃液など、通常では反応しないような刺激にも敏感に反応する状態で、症状を自覚しやすくなります。

食道の知覚過敏には、ストレスが深くかかわっています。ストレスがあると自律神経（意志とは無関係に血管や内臓の働きを支配する神経）が乱れてコントロール機能に支障が生じ、消化器は通常と異なる反応をします。食道では粘膜の感受性が高まり、

胃食道逆流症の３つのタイプ

胃食道逆流症には、①自覚症状も炎症もある逆流性食道炎、②自覚症状はないけれど、炎症がある逆流性食道炎、③自覚症状はあるけれど炎症がない非びらん性胃食道逆流症の３つのタイプがある。

症状＼タイプ	胃食道逆流症		
	①逆流性食道炎	②逆流性食道炎	③非びらん性胃食道逆流症
自覚症状	あり	なし	あり
炎症	あり	あり	なし

わずかな胃酸でも胸やけが起こったりします。その症状が気になり、それがさらにストレスになって、ますます症状が気になるという悪循環に陥ることも少なくありません。**非びらん性胃食道逆流症の人は、逆流性食道炎の人以上に食道の知覚過敏が多く、ストレスの影響を受けやすい**傾向が見られます。

非びらん性胃食道逆流症になりやすい人の特徴として、**「ストレスを感じやすい」**のほかに、**「女性」「年齢が若い」「やせ型」「喫煙習慣がない」**などが報告されています。

ちなみに本書では、一般の人にもわかりやすくするため、非びらん性胃食道逆流症も逆流性食道炎として解説しています。

治療の柱は飲み薬や食事療法だが姿勢改善の運動療法なども重要で、治りが早まるとハーバード大教授も確認

逆流性食道炎の治療は、不快な症状による生活への支障を減らして**生活の質（QOL）を改善**することと、食道粘膜の傷を治して食道狭窄《きょうさく》や出血などの**合併症を防ぐ**ことを主な目的としています。

治療の基本は薬物療法です。柱になるのは胃酸の分泌《ぶんぴつ》を抑える酸分泌抑制薬で、まず**「プロトンポンプ阻害薬（PPI）」**が使われます。同時に、食事内容や食べ方などの食習慣をはじめとする**生活習慣の改善**も指導されます。

多くの人はこの初期治療で改善し、その場合は薬を中止します。再発したら薬の服用を続ける**「維持療法」**、または症状が出たときに患者さんの判断で薬を飲む**「オンデマンド療法」**が行われます。

初期治療で改善が見られなければ薬を変更したり、別の薬を追加したりします。それでも改善しない場合や大きな食道裂孔《れっこう》ヘルニアがある場合は、**手術も検討**されま

す。**手術は主に、体への負担が少ない腹腔鏡《ふくくうきょう》手術が行われています**（薬物療法や手術治療については、最新情報を含めて第7章でくわしく解説されています）。

生活習慣の中で特に注目されているのが**運動の効果**です。米国には、1989年から続けられている「Nurses'《ナース》 Health《ヘルス》 Study《スタディ》 II」という全国調査があります。そこで42～62歳の約4万3000人の女性を対象に、逆流性食道炎または胸やけ症状について得られた回答を解析したところ、標準体重の維持や正しい食事など五つの生活習慣に症状を抑える可能性があると示されました。その生活習慣の中に「中～高強度の身体活動を1日30分以上」が含まれています。

この研究を発表したマサチューセッツ総合病院の胃腸科医で**ハーバード大学医学部のチャン教授は、特に身体活動の効果に興味を示し、「身体的に活動的であることは、胸やけ症状を引き起こす胃酸の除去に役立つかもしれない」**と話しています。

逆流性食道炎の人は**生活習慣の改善の一つとして運動を取り入れましょう**。運動の効果は継続して初めて得られます。

本書で紹介する体操は、道具が不要で、軽度の運動なので高齢者でも取り組めます。ぜひ試してみてください。

COLUMN

逆流性食道炎の治療の主な流れ

逆流性食道炎では初期治療として、プロトンポンプ阻害薬（PPI）を８週間服用して症状が改善するかを診《み》る。このさい、食事や生活習慣の改善も指導して実践してもらい、必要に応じてほかの薬を追加する。その後、症状に応じて治療を行う。

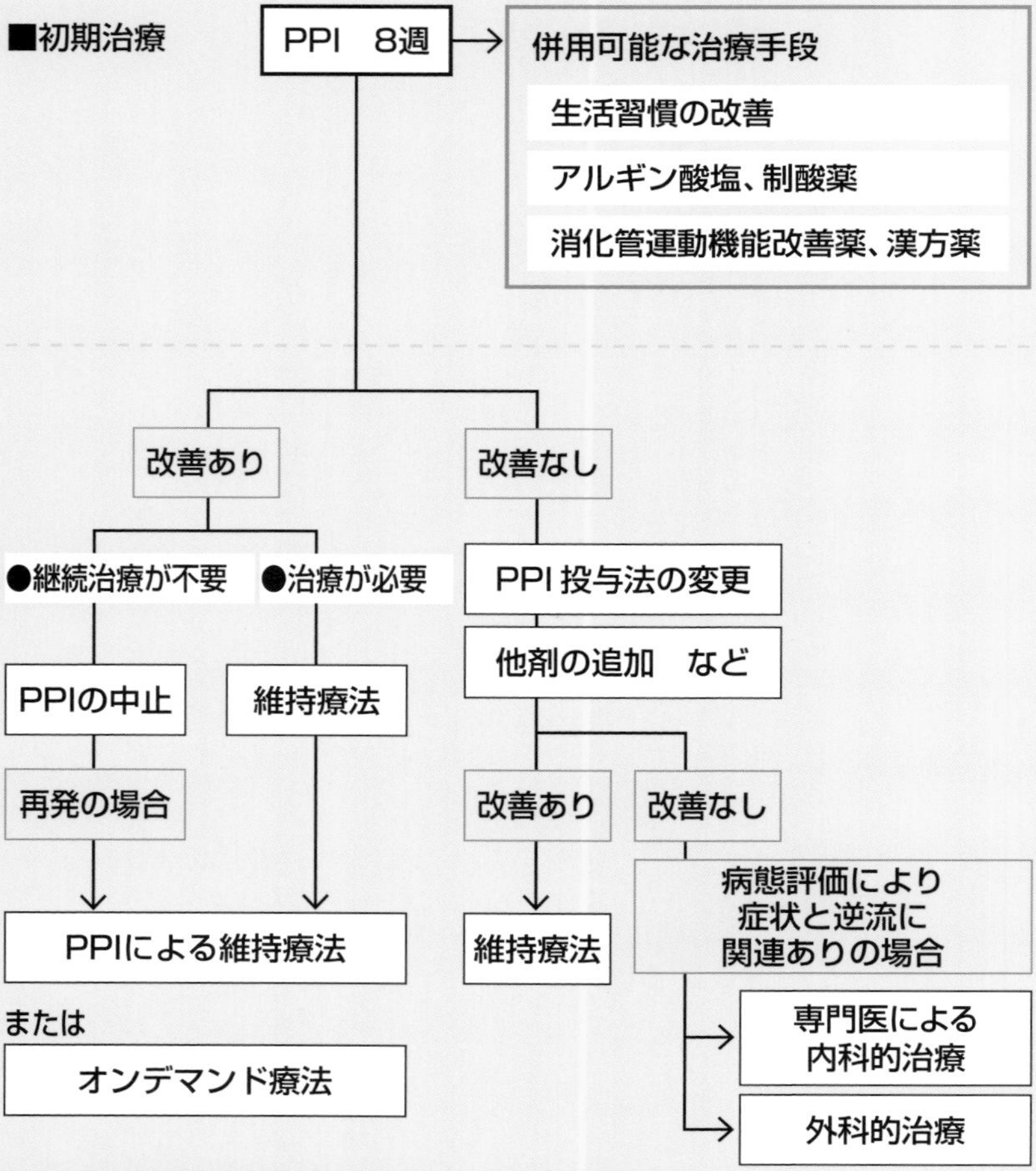

■初期治療
PPI　8週
併用可能な治療手段
生活習慣の改善
アルギン酸塩、制酸薬
消化管運動機能改善薬、漢方薬
改善あり
改善なし
●継続治療が不要
●治療が必要
PPIの中止
維持療法
再発の場合
PPIによる維持療法
または
オンデマンド療法
PPI 投与法の変更
他剤の追加　など
改善あり
改善なし
維持療法
病態評価により
症状と逆流に
関連ありの場合
専門医による
内科的治療
外科的治療

出典：「胃食道逆流症診療ガイドライン2015」を改変

第2章

逆流ストップ体操①

逆流性食道炎はネコ背の人に多発し、背すじが伸びて呑酸も退く特効体操は

〔ネコ背正し体操〕

兵庫医科大学
消化器内科学主任教授
三輪 洋人

愛媛大学大学院
抗加齢医学講座教授
伊賀瀬 道也

60代以上の逆流性食道炎はネコ背など姿勢の悪さで多発し、まずは「壁立ち」で正しい姿勢を意識せよ

加齢とともにかかりやすくなる病気の一つに、骨がもろくなる骨粗鬆症《こつそしょうしょう》があります。骨粗鬆症では、背骨を構成する椎骨《ついこつ》がつぶれる圧迫骨折が起こりやすく、その結果、背中が丸くなってネコ背になりがちです。ネコ背になると胃に腹圧がかかり、胃と食道の境めの噴門が刺激されて下部食道括約《かつやく》筋がゆるみ、胃酸が逆流しやすくなります。

そこで、まず壁を背にして立つ「壁立ち」を行って、壁に後頭部、肩甲骨、お尻《しり》、かかとの4ヵ所がついているかチェックしてください。後頭部が離れているならネコ背で、肩甲骨が離れていると背中から腰が曲がっていると考えられます。

この壁立ちは、ネコ背のチェックだけではなく、毎日行えば丸まった姿勢がスッと伸びて正しい姿勢を意識できるので「ネコ背正し体操」としてもおすすめです。さらに、毎日の生活の中で、背すじを伸ばすことを意識すれば、自分に合ったネコ背正し法が見つかる人もおおぜいいます（94～97ページも参照）。

（三輪洋人）

ネコ背正し体操①（正しい姿勢を身につけよう）

壁立ち

（チェック）

壁を背にして立つ

あごを引いて立ち、真横から見たとき、後頭部、肩甲骨、お尻、かかとが壁に無理なくついているか。

（ポイント）

4ヵ所、すべて壁についているのが正しい姿勢

▼

正しい姿勢を体にインプットする

▼

正しい姿勢のままで行動する

▼

胃酸が逆流しにくい体をめざせる！

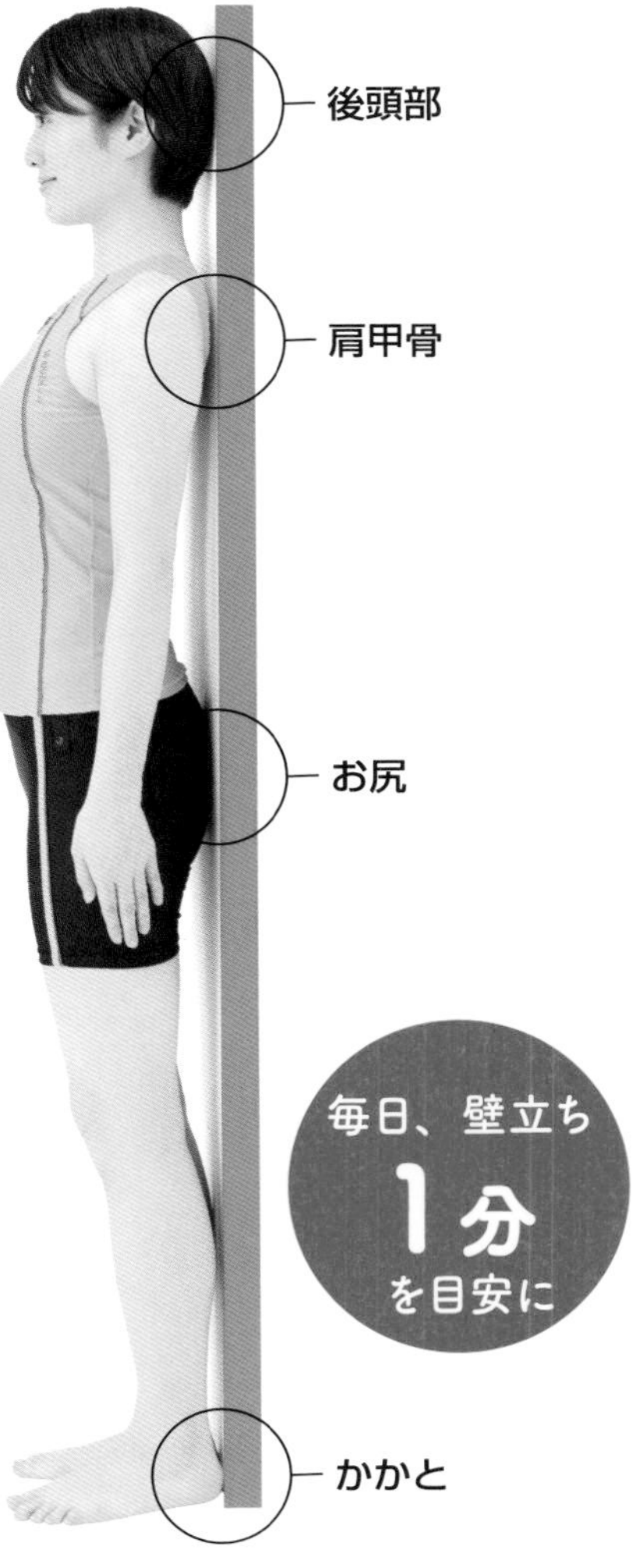

ネコ背の修正には時間がかかるが、毎日の壁立ちで正しい姿勢を意識しよう。さらに、次ページ以降で述べる姿勢正し歩きや片足立ちも行って、筋力を強めれば、正しい姿勢が定着しやすくなる。

ネコ背の改善にはふだんの歩きを「姿勢正し歩き」に変えるのも重要で、糸で吊り上げられたイメージで歩くのがコツ

前の記事で述べたように、ネコ背の人は逆流性食道炎になりやすいので、毎日「壁立ち」行って、正しい姿勢を意識しましょう。さらに、おすすめしたいのがふだんの歩き方を変えることです。歩くというのは、大半の人が多かれ少なかれ実践している日常的な行為なので、ネコ背改善運動として取り入れてみてください。

やり方は簡単です。「頭のてっぺんが糸で吊り上げられているようなイメージで、体を前にも後ろにも傾かないように保って歩く」だけ。たったこれだけでも、ネコ背を正すことが意識できて姿勢が徐々にスッと伸びていくはずです。さらに、歩くことはさまざまな点で逆流性食道炎の予防や改善を助けます。逆流性食道炎は強すぎるストレスも原因になりますが、腕を前後に振ってリズミカルに歩けば、脳がリラックスしてストレス対策にも役立つのです。また、運動すると内臓脂肪が減って胃にかかる腹圧も下がるため、その点でも逆流しにくい体質になると思われます。

（三輪洋人）

ネコ背正し体操②

姿勢正し歩き

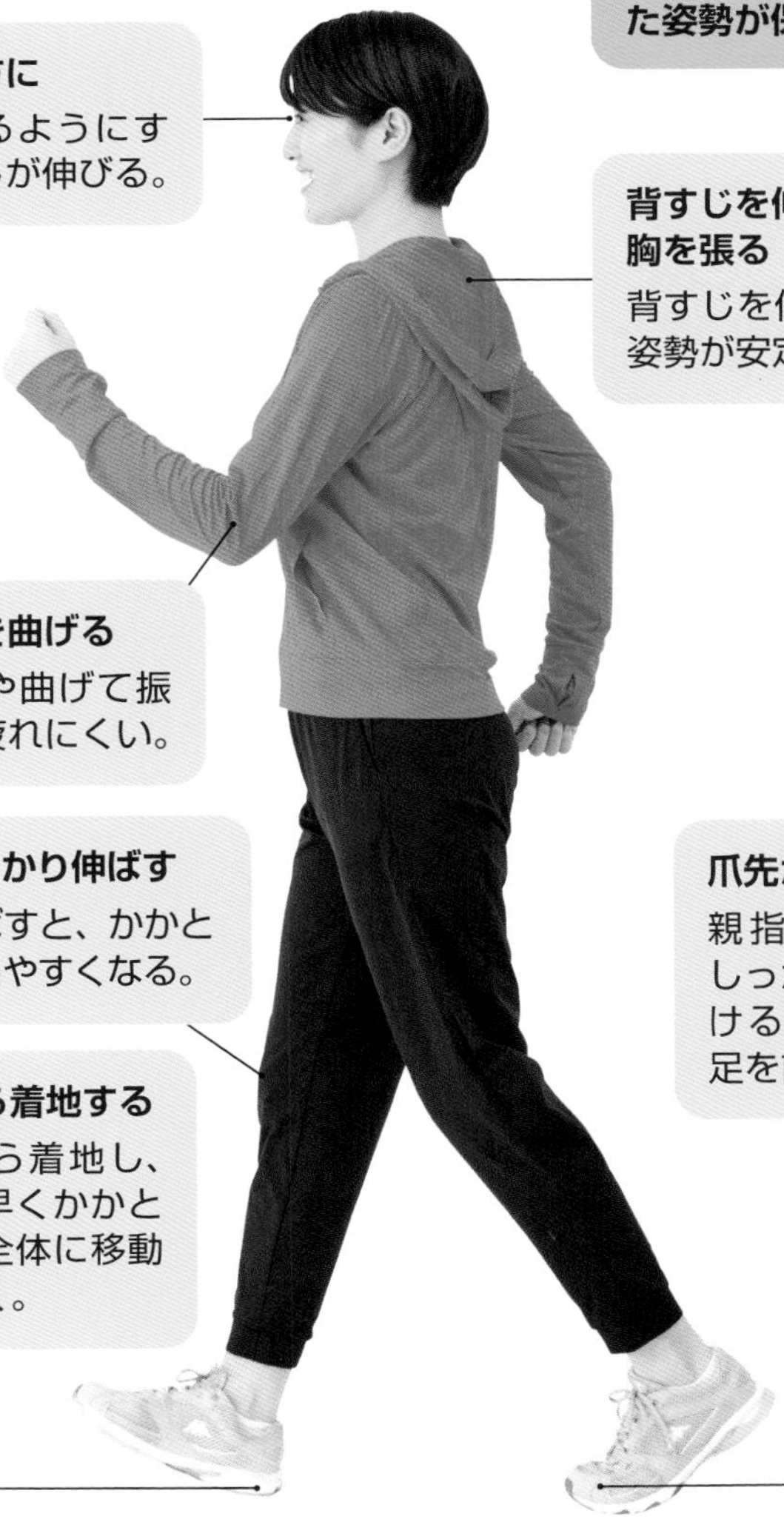

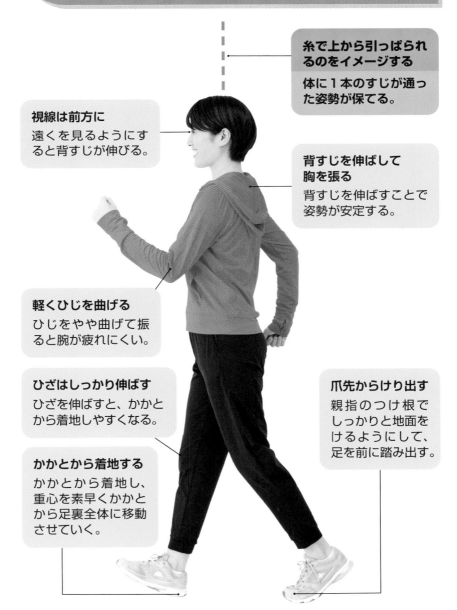

糸で上から引っぱられるのをイメージする
体に１本のすじが通った姿勢が保てる。

視線は前方に
遠くを見るようにすると背すじが伸びる。

背すじを伸ばして胸を張る
背すじを伸ばすことで姿勢が安定する。

軽くひじを曲げる
ひじをやや曲げて振ると腕が疲れにくい。

ひざはしっかり伸ばす
ひざを伸ばすと、かかとから着地しやすくなる。

爪先からけり出す
親指のつけ根でしっかりと地面をけるようにして、足を前に踏み出す。

かかとから着地する
かかとから着地し、重心を素早くかかとから足裏全体に移動させていく。

さらに、体の深部で姿勢を支える「体幹筋」の強化が必須で、片足立ちやつかまりひざ曲げなど「ネコ背正し体操」を行え

ネコ背を改善し正しい姿勢を保つには、体幹筋が重要です。体幹筋とは、簡単にいうと、胴体にあって姿勢を保つために稼働している筋肉すべてです。例えば、背骨のまわりにある多裂《たれつ》筋をはじめとする背筋群、おなかまわりの腹筋群などは、体幹筋の一種です。ネコ背など姿勢の悪い人は、これらの体幹筋が衰えている可能性があります。

こうした体幹筋を強化するのにおすすめなのが、「片足立ち」です（やり方は42ページ参照）。片足立ちを行うと、倒れないようにバランスを保とうとするため、体のあらゆる部位の小さな筋肉が刺激されます。この、バランスを保とうとする動きが、体幹筋強化のためにはとても有効です。バランスを保つためには、重心が少し前側に傾いたネコ背の姿勢では難しいため、曲がった背骨が自然と正されます。そのため、正しい姿勢を身につけるのにも、維持するのにも役立ちます。

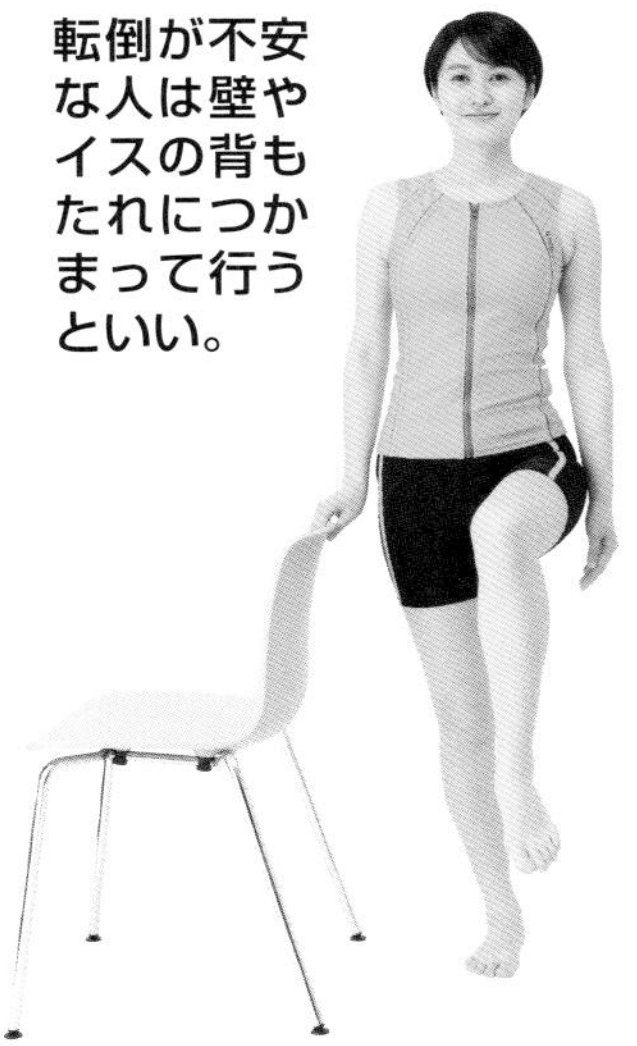

転倒が不安な人は壁やイスの背もたれにつかまって行うといい。

もちろん、片足立ちのさいにフラつく人は、イスの背もたれや、壁に手をついて行ってもいいので、毎日の日課にしてください。

片足立ちに加えて、もう一つおすすめなのが、**ひざ曲げ（スクワット）などの足腰の運動**です。足腰の筋肉は体幹筋とは違いますが、いわば体の土台ともいえる重要な筋肉です。これらが衰えると姿勢を保つどころか、立ったり座ったりすることさえもできなくなります。**土台がしっかりしていれば、その上に乗るべき骨盤も安定し、正常な背骨のS字カーブが保てる**はずです。

ひざ曲げは、足腰の筋肉を効率よく鍛えられます。特に体の中で最も大きいとされる、**太もも前面の筋肉（大腿四頭筋《だいたいしとうきん》）が強化でき、姿勢を保つうえで体が安定**します。

とはいえ、運動不足の人がいきなりひざ曲げを行うと転倒の可能性があるので、必ず**机やイスの背もたれなどに手をついて実践**しましょう（やり方は43ページ参照）。特に平衡感覚が低下している高齢者は、何かに手をついて行うことをおすすめします。

（三輪洋人）

ネコ背正し体操③（体幹筋を鍛える）

片足立ち

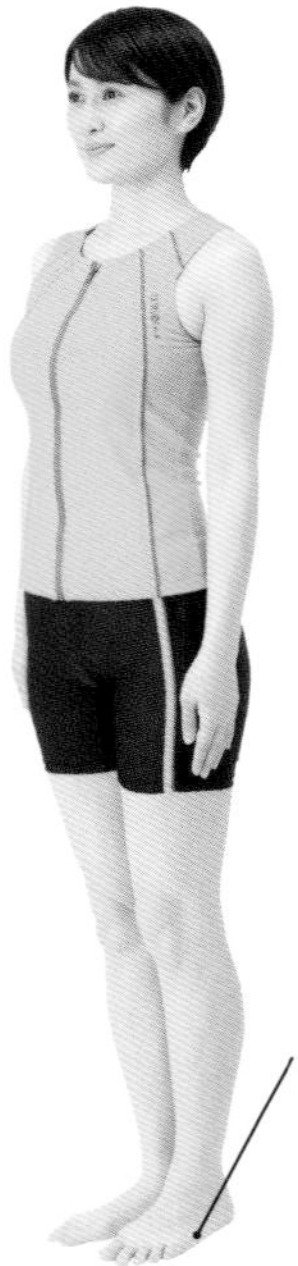
足裏全体をしっかり床に着ける

1

両足をそろえて背すじを伸ばし、まっすぐ立つ。

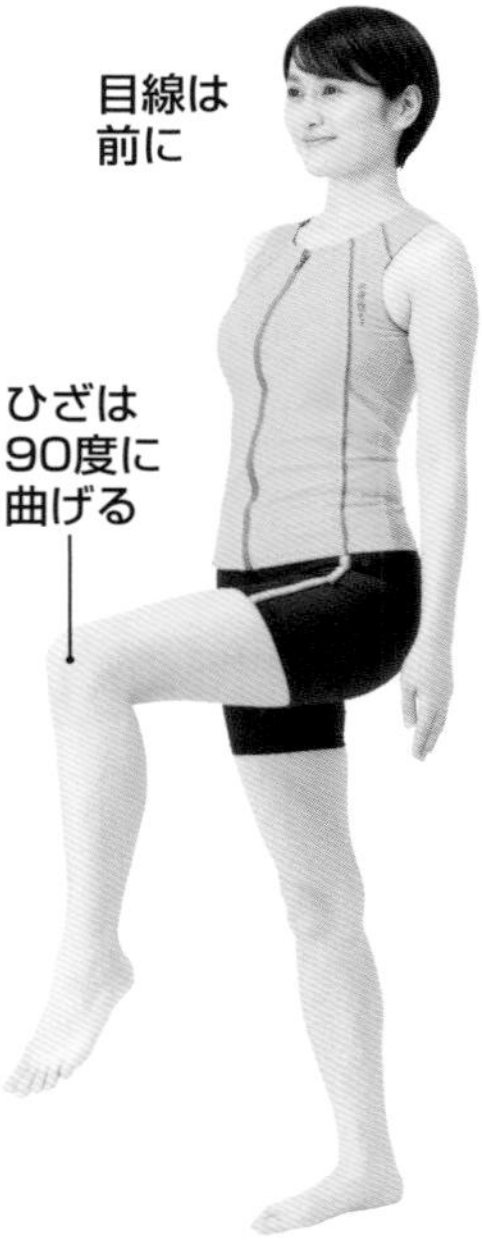
目線は前に
ひざは90度に曲げる

2

床と平行になる高さまで太ももを上げ、ひざを90度に曲げて30秒静止する。

※体がフラつかないようにバランスを取るさい体幹筋が強化される。

30秒キープ

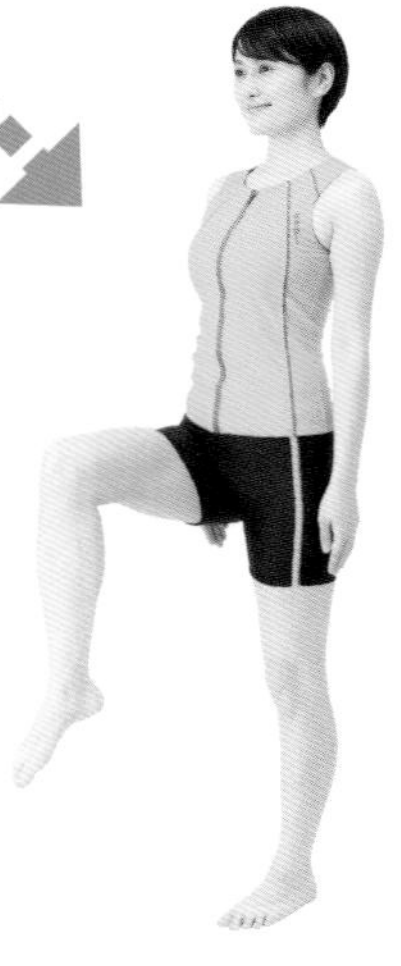

3

反対側の足も同様に行う。

❷～❸を行うのを1セットとして**1分**

2セットを1日3回行うといい

※30秒のキープが難しい場合は足を何度か床に着けてもいい。片足ずつ、合計30秒を目標に。
※不安定な人はイスの背もたれや壁につかまって行ってもいい。

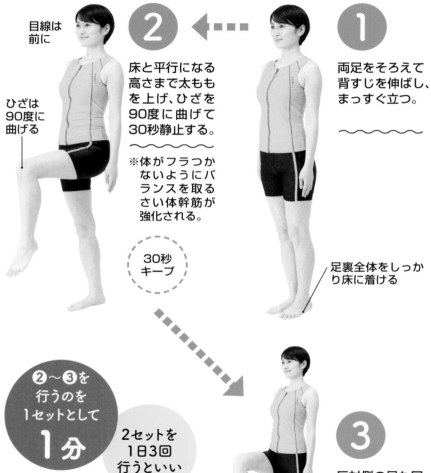

ネコ背正し体操④（足腰を鍛える）

つかまりひざ曲げ

1

息を吸う

両足を肩幅に開き、背すじを伸ばし、息を吸う。

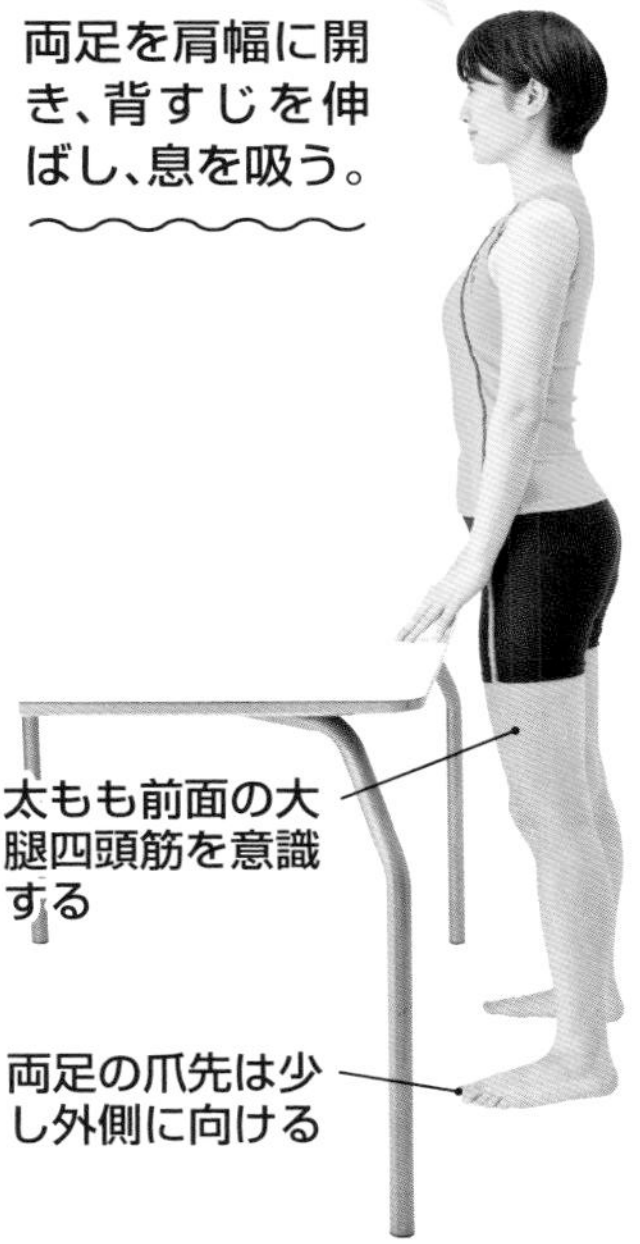

太もも前面の大腿四頭筋を意識する
両足の爪先は少し外側に向ける

2

息を吐く

テーブルに軽く手を置き、息を吐きながら、7～8秒かけてゆっくりひざを90度になるまで曲げていく。イスに座るようにお尻を落としていくのがコツ。

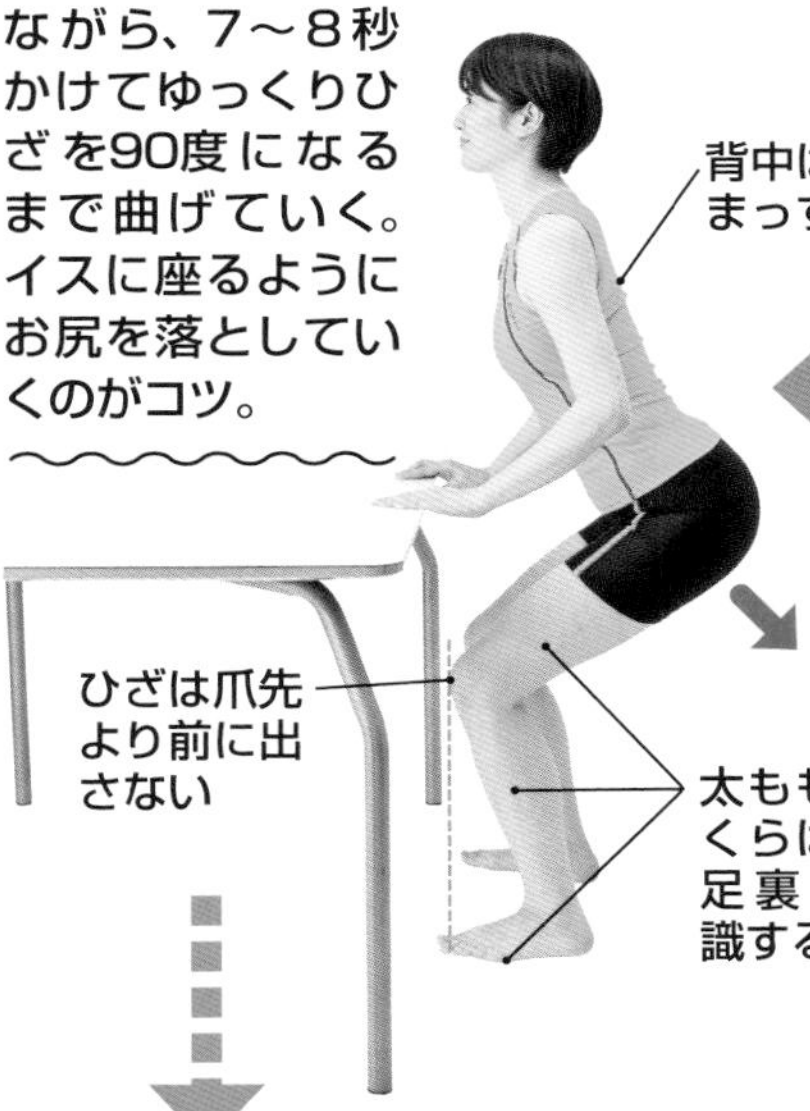

背中はまっすぐに
ひざは爪先より前に出さない
太もも、ふくらはぎ、足裏を意識する

3

息を吸いながら、7～8秒かけてゆっくりひざを伸ばし、❶の姿勢に戻る。

❶～❸を4回ほどくり返すのを1セットとして**1分**

朝・晩2セットずつを目安に行うといい

ポイント

ひざを爪先より前に出したり、あごを突き出したりするのはNG。また、ひざは90度よりも深くは曲げない。

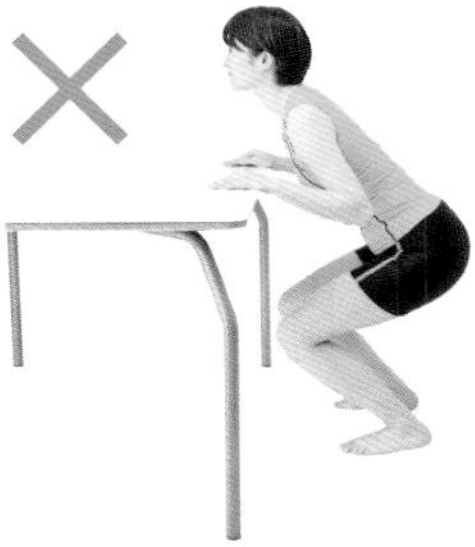

ネコ背正し体操の中でも「片足立ち」の効果は特に大きく、試した患者さんは背すじがスッと伸び、胸やけや呑酸が続々改善

私は国立・愛媛大学病院の抗加齢・予防医療センターで「抗加齢ドック（アンチエイジングドック）」の運営に携わっています。私のいうアンチエイジングとは、いつまでも若々しい心と体の維持をめざすことをいいます。抗加齢ドックには、これまで4000人以上が受診し、私はそのすべての患者さんに、ドックの最初で詳細な問診を行ってきました。すると、「物忘れが増えた」や「老化が気になる」と訴える人が多く、老化が気になる人に**その詳細を聞くと、胸やけや呑酸《どんさん》（すっぱいものが胸やのどに上がってくる症状）などの消化器症状に悩む人がおおぜいいたのです**。ゲップが多い、声が出にくいという逆流性食道炎に特有の訴えも多数聞かれました。

私は、抗加齢ドックの患者さんで逆流性食道炎に悩む人を調べたことがありますが、平均年齢は68歳で、高齢になるほど重症化しやすい傾向が見られました。そしてもう一つ特徴的だったのは、逆流性食道炎の症状を訴える人はほとんど例外なく「ネ

コ背」だったことでした。

逆流性食道炎の治療は、医療機関にかかり薬物療法を受けるのが基本です。ふだんの食事に気をつけて、胃酸の分泌《ぶんぴつ》量を増やす脂っこい食事を控えることも重要でしょう。それとともに、必ずネコ背を正すことを意識してください。治療で症状が一時的に改善しても、胃が圧迫されるネコ背を正さないかぎり必ずといっていいほど再発します。

私は、逆流性食道炎の人には、ふだんから壁立ちなどで正しい姿勢を意識してもらうとともに「片足立ち」を行うように指導します。正しい姿勢を意識しても、筋力がなければいつのまにか背中が丸まって、逆流性食道炎が再発する可能性があるためです。

片足立ちをするとフラつく体のバランスを取ろうとして、体内のあらゆる筋肉が刺激されます。ネコ背を解消し正しい姿勢を維持するには、特に背骨を支える体幹筋を刺激するのが重要で、体幹筋を刺激するのに最もいい方法が片足立ちなのです。**また、ネコ背の人は背中が丸まっているため重心が前に傾きがちですが、片足立ちをすると姿勢が伸びて重心の位置も正常化し、正しい姿勢が定着します。**実際に、逆流性食道炎の胸やけや呑酸に長年悩まされた人でも、片足立ちを行うことで、症状が改善でき、その後の再発を防げている人がおおぜいいます。

（伊賀瀬道也）

体験談①

膨満感や胸やけなどの逆流性食道炎に悩んだが、毎日1分の片足立ちを続けたら全部改善

吉田美恵《よしだみえ》さん（仮名）
53歳・主婦

今年、私は53歳、夫が60歳になり、夫婦ともに老いを感じる年齢になりました。わずかな段差につまずいたり、人の名前が出てこなくなったりするなど、以前には経験しなかった加齢変化が少しずつ増えてきたのです。年を取ることはさけられないけれど、できればいつまでも健康で過ごしたいと、夫婦で愛媛大学医学部附属病院の抗加齢ドックを受診しました。そこで、伊賀瀬先生から消化器が弱っていることを指摘されたのです。2人とも胸やけや膨満感など、逆流性食道炎の症状もありました。

そのさい、伊賀瀬先生から改善のために教えていただいたのが「片足立ち」です。それからというもの、朝と昼にテレビを見ながら片足立ちを1分間続けています。**片足立ちを始めてから半年が過ぎましたが、2人とも膨満感や食後の胸やけも解消し、便通もよくなりました**。足腰がしっかりとして、姿勢もよくなったからでしょう。夫はテニスのコーチをしているのですが、体幹がしっかりしてきたと喜んでいます。

体験談❷

胃痛や胸やけ症状があったが内視鏡検査は「異常なし」。片足立ちを1日2回実践し、3ヵ月後には症状が消失

渡辺真矢《わたなべまや》さん（仮名）50歳・主婦

私は、ときどき胃痛に見舞われたり、食後や就寝中に胸やけがあったりしたので、胃がんなど深刻な病気ではないかと心配になって近所の病院で胃の内視鏡検査を受けました。医師からは「異常なし」といわれ安心はしたものの、症状はその後も続いていました。そんなとき、私は50歳という人生の節目を迎え、これからも元気に過ごすために、愛媛大学附属病院の抗加齢ドックを受けて体のすみずみまで調べてもらうことにしたのです。胃の悩みについても担当の伊賀瀬先生に相談したところ、**異常はなくても胸やけがあるのは逆流性食道炎が疑われること、ネコ背が原因の可能性があることを指摘され**、片足立ちを毎日行うようにすすめられたのです。

今は、片足立ちを朝夕2回実践し、3ヵ月ほどが過ぎましたが、**胸やけ症状はほとんど出なくなっています**。また、抗加齢ドックで骨粗鬆症《こつそしょうしょう》の疑いがあると指摘されたのですが、**骨量不足も歯止めがかかっているよう**です。これからも片足立ちを続けます。

体験談③

睡眠中に胸やけや呑酸が起こり、不眠にも悩まされたが、片足立ちを実践し、脂っこい食事や寝酒を控えたら改善した

南《みなみ》　由佳《よしか》さん（仮名）
53歳・接客マナー講師

私が愛媛大学附属病院の抗加齢ドックを受けたのは50歳のころです。そのとき、**夜間に胸やけや呑酸《どんさん》（すっぱいものが胸やのどに上がってくる症状）があり眠りが浅い**ことを訴えたら、伊賀瀬先生からは逆流性食道炎を指摘され、さまざまな助言をいただきました。一つは1分間の片足立ちで、空き時間を利用して毎日行っています。

また、**脂っこいものや辛いものを食べすぎない**ように指導されました。私は接客マナー講師をしていて夜のマナー教室もあり、夕食を外で食べることが多いのですが、そのさいも脂っこいものや辛いものをさけるようにしています。さらに、炭酸飲料やビールを控える、特に**寝る前には飲酒をしない**ようにとの助言がありました。

先生の教えを守り、お酒は就寝2時間前からは飲まないようにしています。片足立ちなどを3カ月程度続けたところ、夜間の胸やけや呑酸がかなり少なくなり、夜もよく眠れるようになりました。姿勢もスッと伸びて若さを保てています。

片足立ちは骨量不足によるネコ背の改善にも役立つ可能性が。逆流性食道炎による胸やけや胃痛、のどのつかえ感も防げる

これまでの記事にもあるように、逆流性食道炎の大きな原因には、ネコ背などの姿勢の悪さがありますが、その背景には骨量不足が関係している場合が少なくありません。特に閉経後の女性は、骨からカルシウムが溶け出るのを防ぐ女性ホルモンの分泌《ぶんぴつ》量が激減するため骨量不足に陥り、知らぬまに背骨の圧迫骨折を引き起こしてネコ背になっている人がおおぜいいます。**このネコ背の放置が、胃を圧迫して胃酸逆流を招き、胸やけや胃痛などを引き起こしているのです。**

逆にいえば、骨量不足を防いでネコ背を改善できれば、胃酸逆流のリスクを下げられるのです。では、骨量不足を防ぐにはどうすればいいのでしょうか。

骨は適度な刺激を与えることで、骨量が増えるという特徴があります。そこでおすすめしたいのが片足立ちです。片足立ちでは、骨への負荷が軽すぎるように思う人もいるかもしれませんが、実際はそんなこともなく、片足立ちの負荷は自分の体重なの

で重すぎず軽すぎず、ちょうどいいのです。

実際に、片足立ちが骨に与える影響を調べた研究があります。昭和大学元教授で整形外科医の阪本桂造《さかもとけいぞう》先生は、１９９３年から10年間にわたって骨粗鬆症《こつそしょうしょう》の人に1分間の片足立ちを1日3回（左右の足で合計6回）実践してもらいました。その結果、片足立ちをすると、両足で立っている場合と比べ、太もものつけ根には約2・75倍の負荷がかかり、その運動負荷量は約53分歩いた場合とほぼ同じであることがわかりました。さらに、骨粗鬆症の高齢者が3～6ヵ月間、片足立ちを続けたところ、約6割の人の太もものつけ根の骨量が増えたとも報告しています。

阪本先生の研究では太もものつけ根の骨量を調べていますが、片足立ちを行うとバランスを取ろうとして背骨を伸ばすため、背骨にも適度な刺激が加わって背骨の骨量も増えるものと推測されます。

ネコ背を改善へと導く体操は多々ありますが、骨量アップも同時に期待できるのは片足立ちくらいだと私は考えています。胸やけや胃痛、食品を飲み込んだときののどのつかえ感、ゲップなどあらゆる逆流性食道炎の症状の改善に、今すぐ片足立ちを試していただきたいと思います。

（伊賀瀬道也）

第3章

逆流ストップ体操②

胃酸逆流を起こす「下部食道括約筋のゆるみ」が改善し、胸やけ予防にも役立つ1分［横隔膜体操］

兵庫医科大学
消化器内科学主任教授
三輪 洋人

逆流性食道炎の人に潜む「下部食道括約筋の衰え」は横隔膜の強化で改善でき、誤嚥性肺炎のリスクも減

口から入った食べ物は、のどを通過して食道へと進みます。食道は、のどと胃の間にある25～30$_{チ}^{セン}$の長さの管状の臓器で、食べ物はこの中を6～7秒ほどで通過し胃にたどり着きます。

突然ですが、ここでクイズです。もしもみなさんが、食べた直後に逆立ちをしたらどうなると思いますか？

ご安心ください。食道を通過中の食べ物や胃の内容物は、逆流して口の中に戻ることはありません。なぜなら、**食道には二つの逆流防止機能がある**からです。

一つは、食道の入り口にあります。ここには上部食道括約《かつやく》筋と呼ばれるリング状の筋肉があり、食べ物がくると上部食道括約筋がゆるんで、食べ物が食道へと入ることができます。**食べ物がそこの部分を通過すると上部食道括約筋はギュッと締まるため**、食道に入った食べ物は簡単には逆流しません。

食道は横隔膜を貫通して胃とつながっている

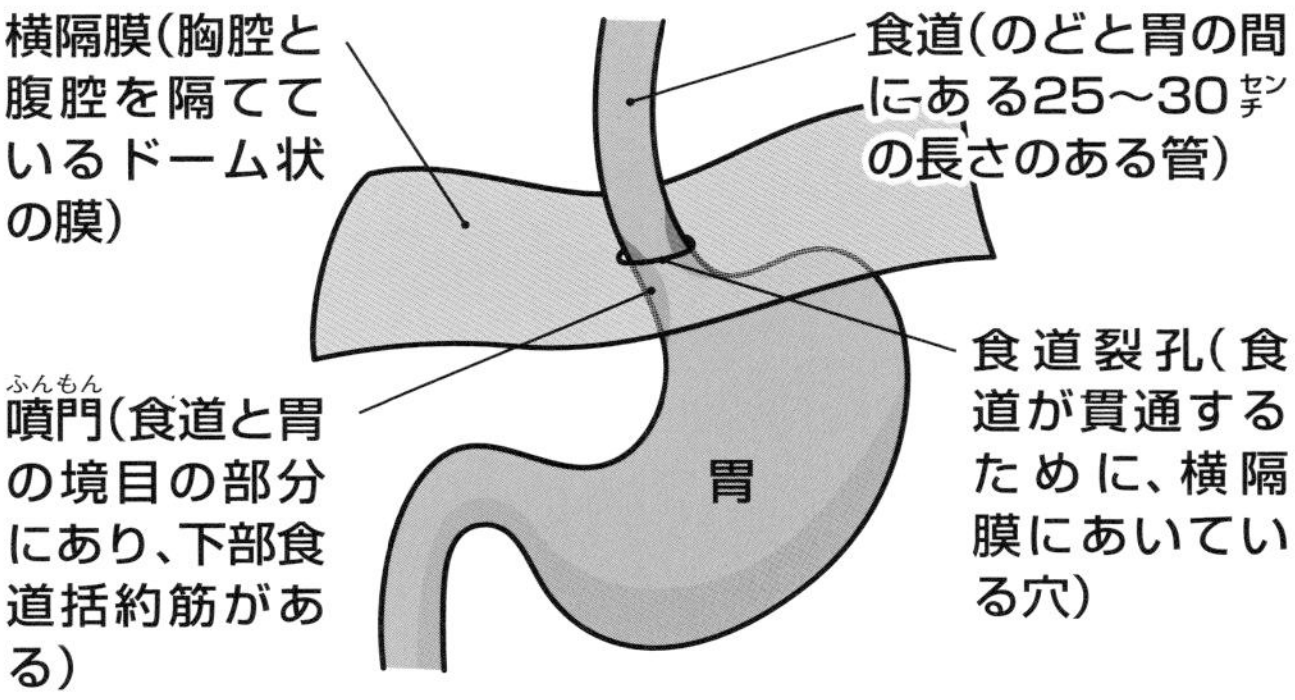
横隔膜（胸腔と腹腔を隔てているドーム状の膜）
食道（のどと胃の間にある25～30センチの長さのある管）
食道裂孔（食道が貫通するために、横隔膜にあいている穴）
噴門《ふんもん》（食道と胃の境目の部分にあり、下部食道括約筋がある）
胃

もう一つの逆流防止機能は、食道と胃の接合部の下部食道括約筋が担っています。

胃を巾着袋にたとえた場合、ちょうど口を締めるひもの部分が下部食道括約筋です。**下部食道括約筋も、食べ物が胃へ入るとギュッと締まります**。そのため、通常、胃に入った食べ物や胃液が食道に逆流することはありません。ところが、下部食道括約筋の働きが低下して締まりが悪くなったり、胃からの圧力が大きくなったりすると、胃に入った食べ物が胃酸とともに逆流します。

下部食道括約筋の働きが低下する原因の一つは、加齢です。年齢を重ねるにつれ、全身の筋肉が衰えますが、下部食道括約筋も例外ではなく、加齢とともに自然に締まりが悪くなります。そのため、若いときよりも胃の内容物が逆流しやすい状態になります。

実は、下部食道括約筋の働きをサポートしている筋肉があります。呼吸で最も重要な働きをする横隔膜《おうかくまく》です。

横隔膜はドーム状の形をした膜状の筋肉で、胸腔《きょうくう》と腹腔を隔てています。**食道は横隔膜を貫通して胃とつながっており、横隔膜にあいた穴を食道裂孔《れっこう》といいます。**この食道裂孔がある**横隔膜も、下部食道括約筋をギュッと締めて胃酸の逆流を防いでいます。**しかし、その働きはやはり年齢とともに低下してきます。そうなると下部食道括約筋を十分サポートできなくなり、下部食道括約筋はますますゆるみがちになるのです。

しかし、あきらめないでください。**年齢を重ねても筋肉を鍛えることは可能**です。それによって横隔膜の働きが衰えるのを抑えたり、あるいは向上させたりできれば、下部食道括約筋の本来の働きを維持でき、胃酸の逆流防止に役立つと考えられます（やり方は58～65ページ参照）。

しかも、**横隔膜を鍛えることは胃酸の逆流防止に役立つだけでなく、高齢者に多い誤嚥性《ごえんせい》肺炎のリスク軽減も期待**できます。

誤嚥性肺炎とは、飲み込んだ食べ物などが、本来は食道へと入るべきなのに、気管に入ることで生じる肺炎をいいます。また、逆流性食道炎によって逆流した胃液などが気管に入ることでも生じます。最新の調査（2020年）では、死因の6位（約4万2000人）になっており、特に高齢者に多く発症し、高齢者の肺炎のうち7割

胃酸の逆流は誤嚥性肺炎の原因の一つ

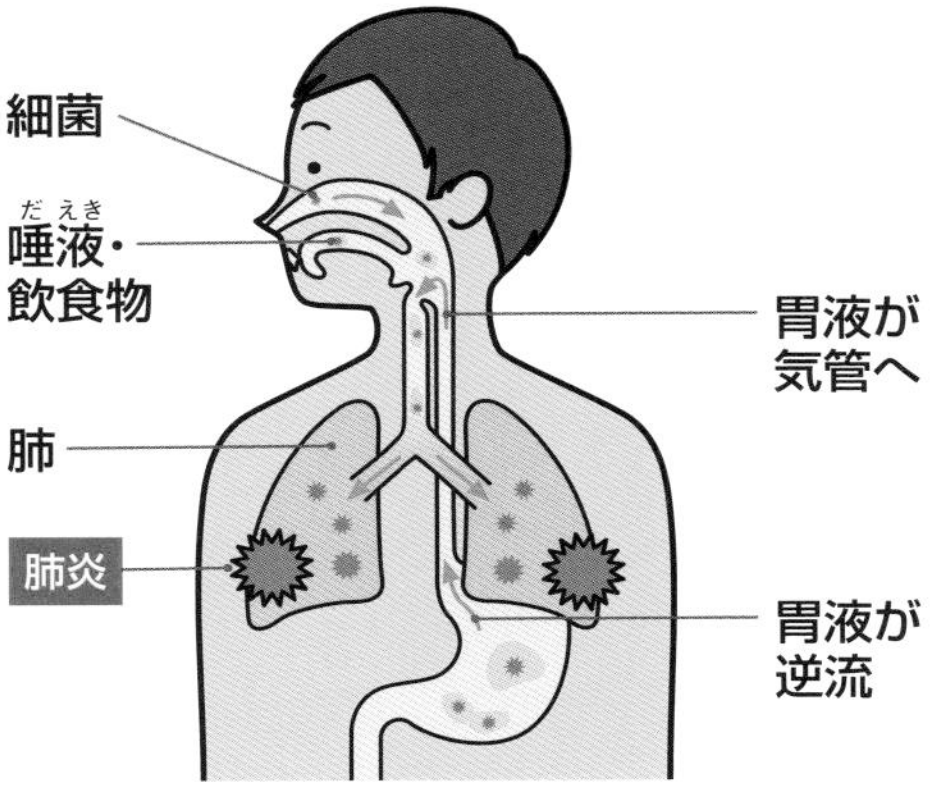
細菌
唾液《だえき》・飲食物
肺
肺炎
胃液が気管へ
胃液が逆流

以上を誤嚥性肺炎が占めているといわれます。

食道へ逆流した胃酸が気管に入ったとしても、通常ならセキや気管にある繊毛《せんもう》という細かい毛のようなものの蠕動《ぜんどう》運動（内容物を先に送り出す運動）で胃酸を気管の外に出すことができます。ところが、**高齢者の場合はセキをする力や繊毛の蠕動運動が弱まるため、気管に流れ込んだ胃酸が肺の中に入り、炎症を起こしやすくなる**のです。

したがって、胃酸の逆流を防ぐことは胃酸による誤嚥性肺炎の防止につながるため、とても重要なのです。特に、**誤嚥性肺炎を起こしやすい高齢者は積極的に横隔膜を鍛えることをおすすめします**。

なお、食後すぐに横になると胃に送られていた食べ物や胃酸が食道へ逆流し、その一部が気管に入って誤嚥性肺炎を引き起こしやすくなります。**食後1～2時間は横になるのはさけましょう**。また、胃酸の逆流が生じやすい睡眠時は、上半身を少し高くしてあおむけの姿勢を保つようにしてください（82ページ参照）。

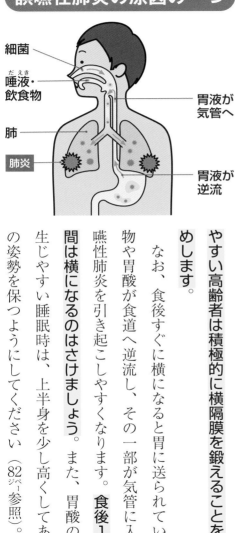

横隔膜は深部筋のため鍛えにくいが、胸郭を開いて腹式呼吸を行う［横隔膜体操］なら簡単に強化できる

私たちは呼吸をするとき、口や鼻から空気を吸い込み、肺に取り入れます。しかし、肺そのものはみずからの力でふくらんだり、縮んだりはできません。肺は胸郭《きょうかく》という空間の中に入っていて、この胸郭がふくらんだり縮んだりすることで、肺の中の空気が出し入れされます。胸郭の拡大と収縮に大きな役割を果たしているのが、胸郭の下を支えるドーム状の横隔膜《おうかくまく》です。

横隔膜というとあまり身近に感じませんが、しゃっくりのさいに大きく動く部分というとわかりやすいのではないでしょうか。しゃっくりは横隔膜がけいれんを起こしている状態です。また、焼き肉で人気のハラミは、牛の横隔膜を指します。

横隔膜の主な機能は、呼吸運動を行うことです。息を吸うと横隔膜が収縮してドームが下降し、胸郭の体積が増加します。それに伴って肺がふくらみます。息を吐くときには横隔膜がゆるんでドームが上がり、胸郭の体積も減って肺が収縮し、息が吐き

呼吸と横隔膜の動き

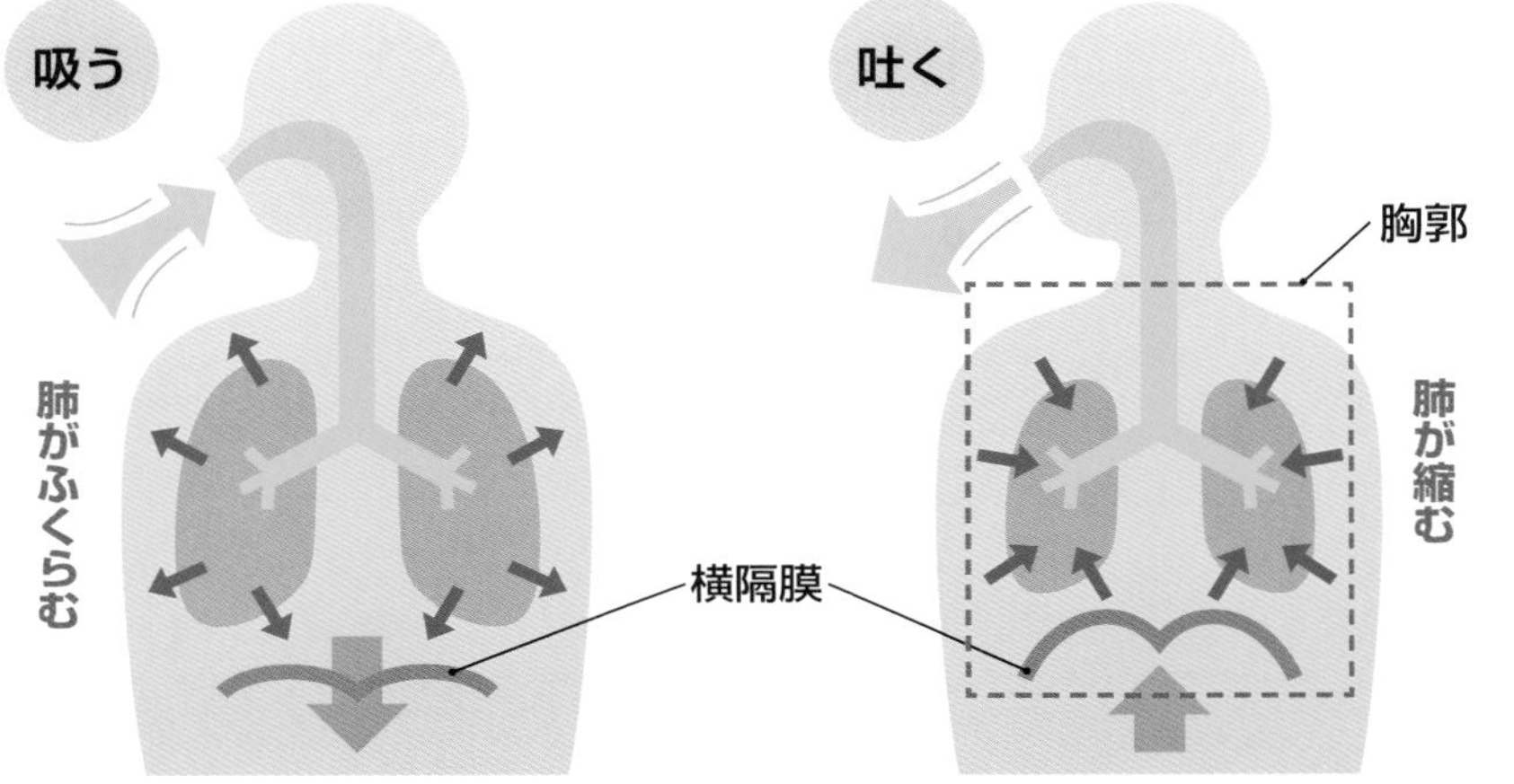

腹式呼吸で息を吸うと おなかがふくらむ

横隔膜が収縮し（下がる）、胸郭が拡大する。

腹式呼吸で息を吐くと おなかがへこむ

横隔膜がゆるみ（上がる）、胸郭が収縮する。

出されます。

横隔膜はインナーマッスル（体の深部にある筋肉）の一つです。体の深部にある横隔膜をどのように鍛えればいいのでしょうか。数日間寝たきりでいるとたちまち足の筋力が衰えることからもわかるように、筋肉は動かすことが大切です。

横隔膜も同じで、大きく動かすことがとても大切です。それには、息を深く吸い込んでおなかをふくらませ、腹圧を高めたのち息を吐き切る腹式呼吸が有効です。これにより、横隔膜を大きく上下に動かすことができます。また、胸を広げると胸郭が広がるため、横隔膜がより動きやすくなります。

※この体操が終わったら、そのまま、立って行う横隔膜上下ストレッチを行いましょう（62-63ページ参照）。

で実践できる人におすすめ）

横隔膜体操①

腹式呼吸の前に硬直した横隔膜の動きをよくするのが肝心で、胸広げ体操で胸郭を広げよ

横隔膜体操として、2種類（体操としては昼用、夜用と分けているので、体操の数としては四つ）の体操を紹介します。

まず初めに胸広げ体操ですが、この体操は次に紹介する「横隔膜《おうかくまく》上下ストレッチ（62〜65ページ参照）」のさいに、ねらいどおりに横隔膜を動かすために行います。なぜなら、横隔膜を十分に動かすには、横隔膜と肋骨《ろっこつ》に囲まれている「胸郭《きょうかく》」が十分に広がっている必要があるためです。ところが、最近は両肩が前に出た「巻き肩」姿勢の人が多く、胸郭が狭まっているため横隔膜があまり動かずに硬直している人が多いのです。

昼用の「立って行う胸広げ体操①」と夜用の「寝て行う胸広げ体操②」があるので、好きなほうを試してみてください。

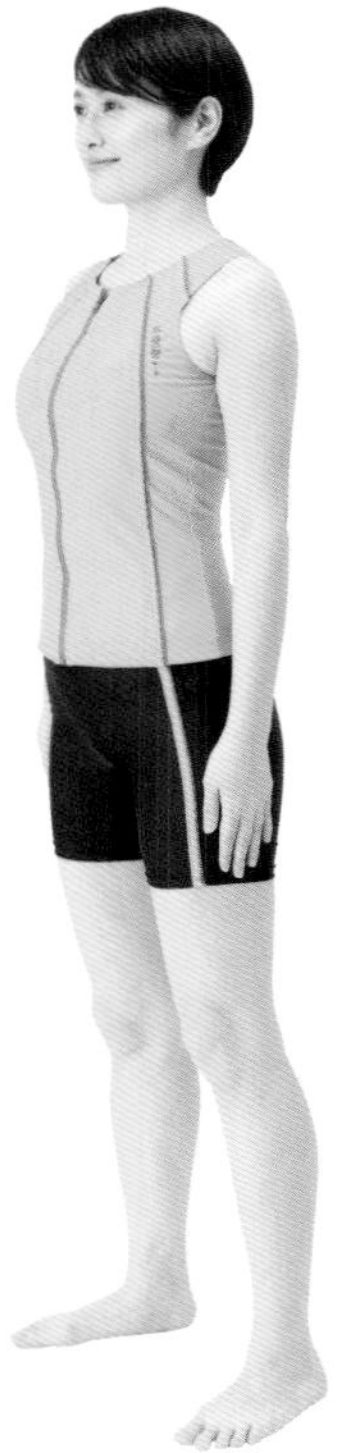

視線は前に

1

両足を肩幅に開き、背すじを伸ばしてまっすぐ立つ。

昼 立って行う 胸広げ体操① （日中、自宅や職場

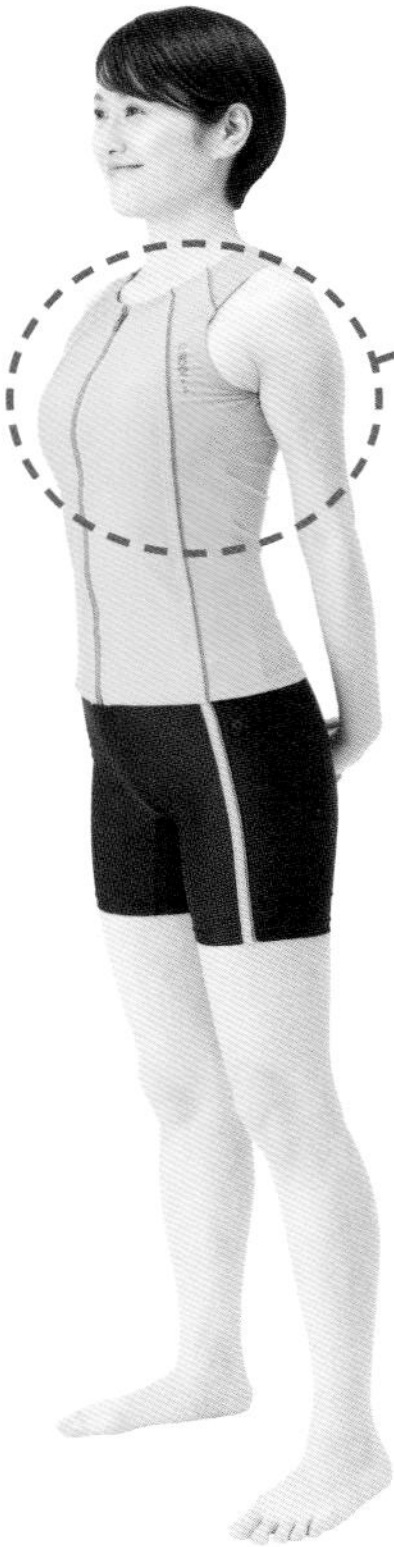
姿勢を正して、
胸郭を意識する

2

後ろで両手を組む。

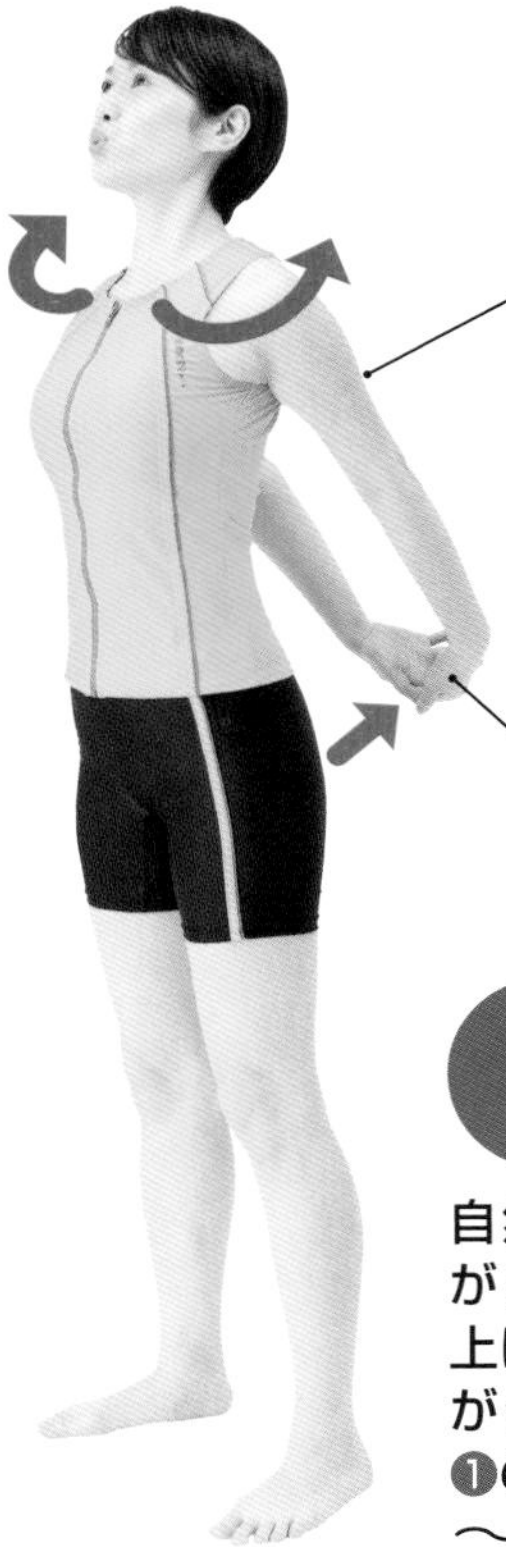
ゆっくり手を引き上げながら、胸郭を広げていく。体をリラックスさせる
手が組めない人は組まずに行っていい

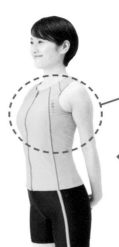

3

自然な呼吸をしながら、両腕を後ろへ上げていく。胸が広がったら、ゆっくり❶の姿勢に戻る。

❶～❸
（1回15～20秒程度）
を3～4回くり返して
1分

気持ちよく行う

（ポイント）

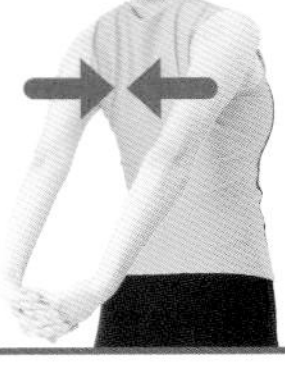

胸を広げると肩甲骨《けんこうこつ》が中央に寄る。肩甲骨の動きを感じながら行う。

※この体操が終わったら、そのまま、寝て行う横隔膜上下ストレッチを行いましょう（64-65ページ参照）。

ど夜に実践したい人におすすめ）

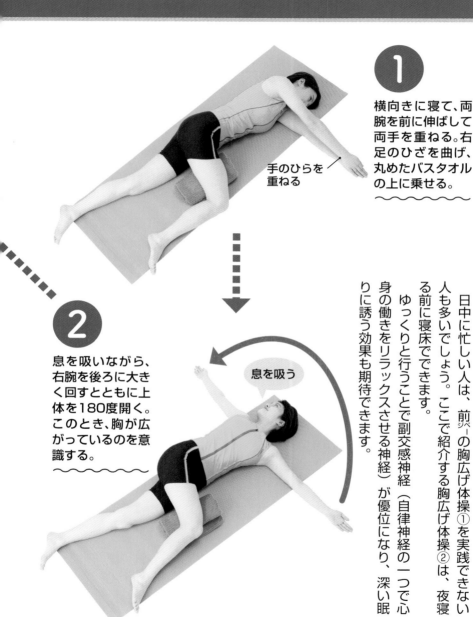

日中に忙しい人は、前ページの胸広げ体操①を実践できない人も多いでしょう。ここで紹介する胸広げ体操②は、夜寝る前に寝床でできます。

ゆっくりと行うことで副交感神経（自律神経の一つで心身の働きをリラックスさせる神経）が優位になり、深い眠りに誘う効果も期待できます。

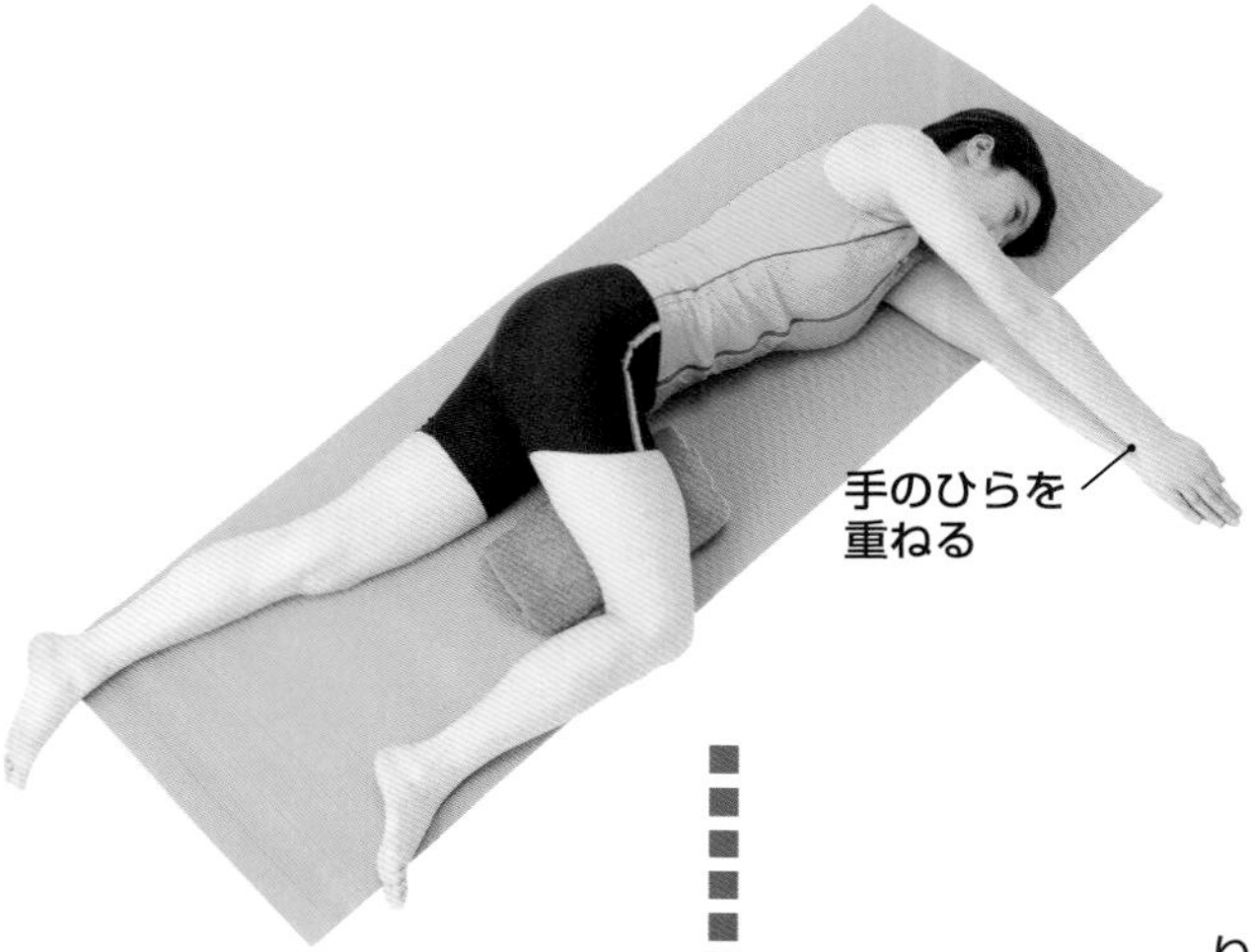

1 横向きに寝て、両腕を前に伸ばして両手を重ねる。右足のひざを曲げ、丸めたバスタオルの上に乗せる。

2 息を吸いながら、右腕を後ろに大きく回すとともに上体を180度開く。このとき、胸が広がっているのを意識する。

夜 寝て行う

胸広げ体操②（日中、忙しい人な

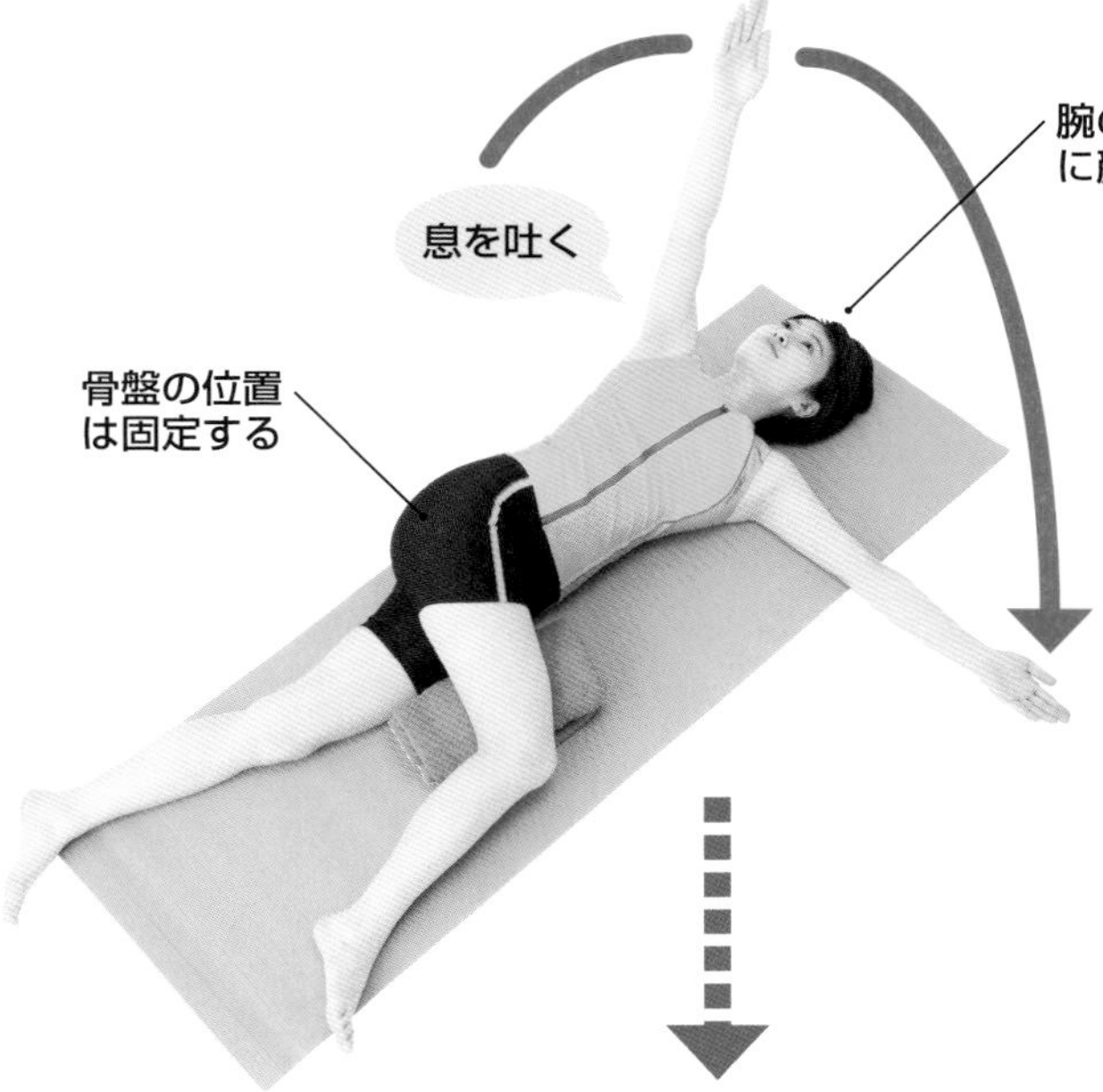

腕の動きとともに顔を動かす
息を吐く
骨盤の位置は固定する

3

ゆっくり息を吐きながら、❶の姿勢に戻る。

※❶～❸を3～4回くり返す。

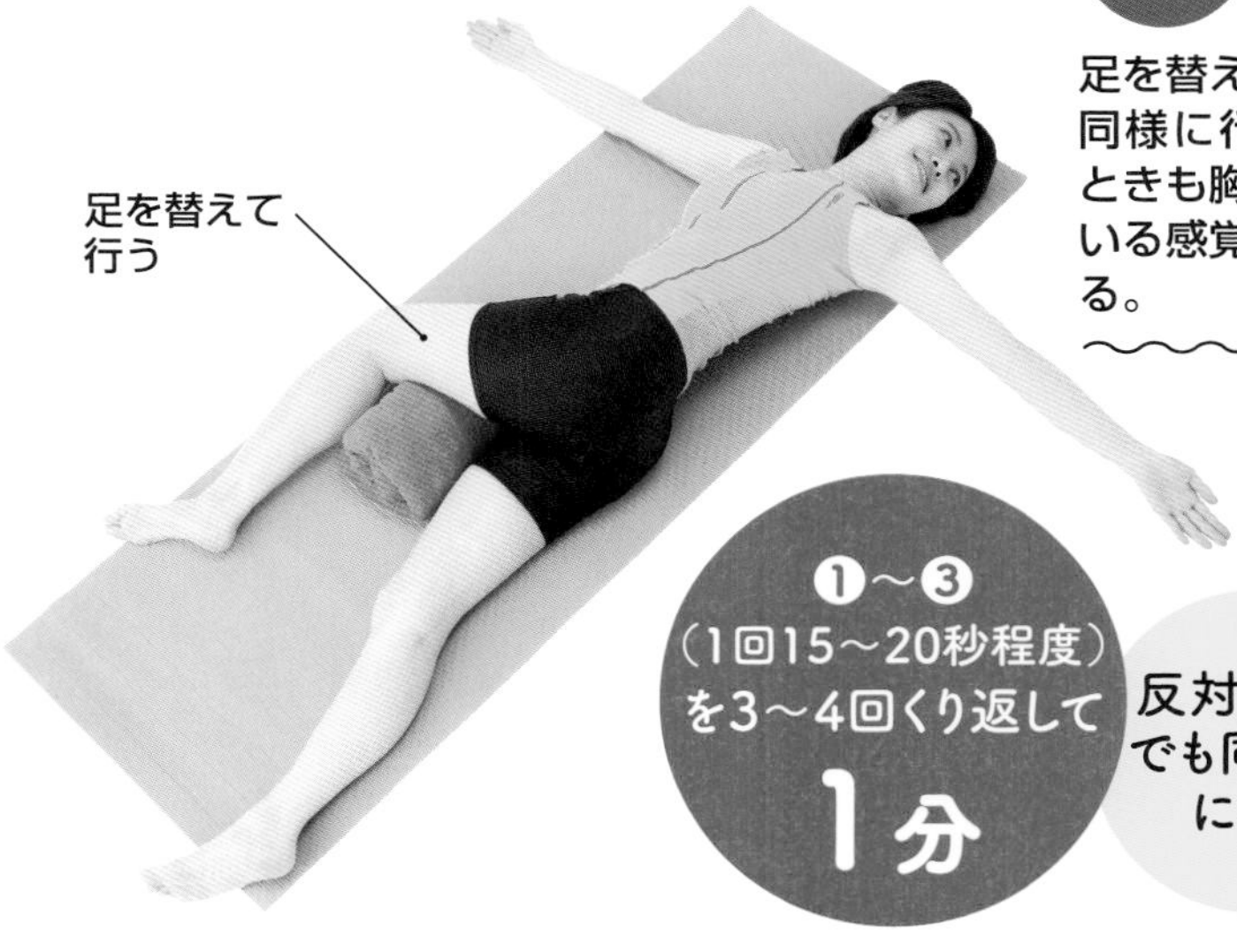

足を替えて行う

4

足を替えて左側も同様に行う。このときも胸を広げている感覚を意識する。

❶～❸
（1回15～20秒程度）
を3～4回くり返して
1分

反対の向きでも同じように行う

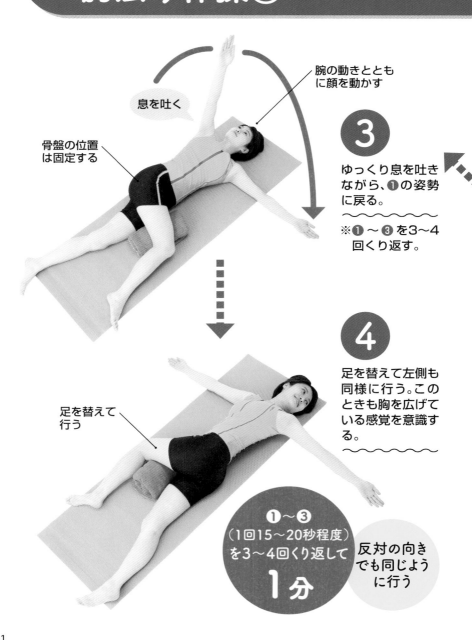

※58-59ページの立って行う胸広げ体操①の後で行うのがおすすめ。

横隔膜体操②

横隔膜を大きく動かすのがコツで、息を吐くとき横隔膜がのど側に上がる感覚を覚えよ

胸広げ体操が終わったら、動かしやすくなっている横隔膜《おうかくまく》を、腹式呼吸をして上下させましょう。特に、58～59ページで解説した胸広げ体操①からの続きで行うのがおすすめです。

横隔膜は、胸郭《きょうかく》の下のほうの肋骨《ろっこつ》に密接しています。腹式呼吸で肋骨を大きく動かせば、それに伴って横隔膜の動きも大きくなります。息を吐くときは横隔膜がのど側に上がってきます。その感覚を覚えましょう。

1

両足を肩幅に開き、背すじを伸ばしてまっすぐ立つ。

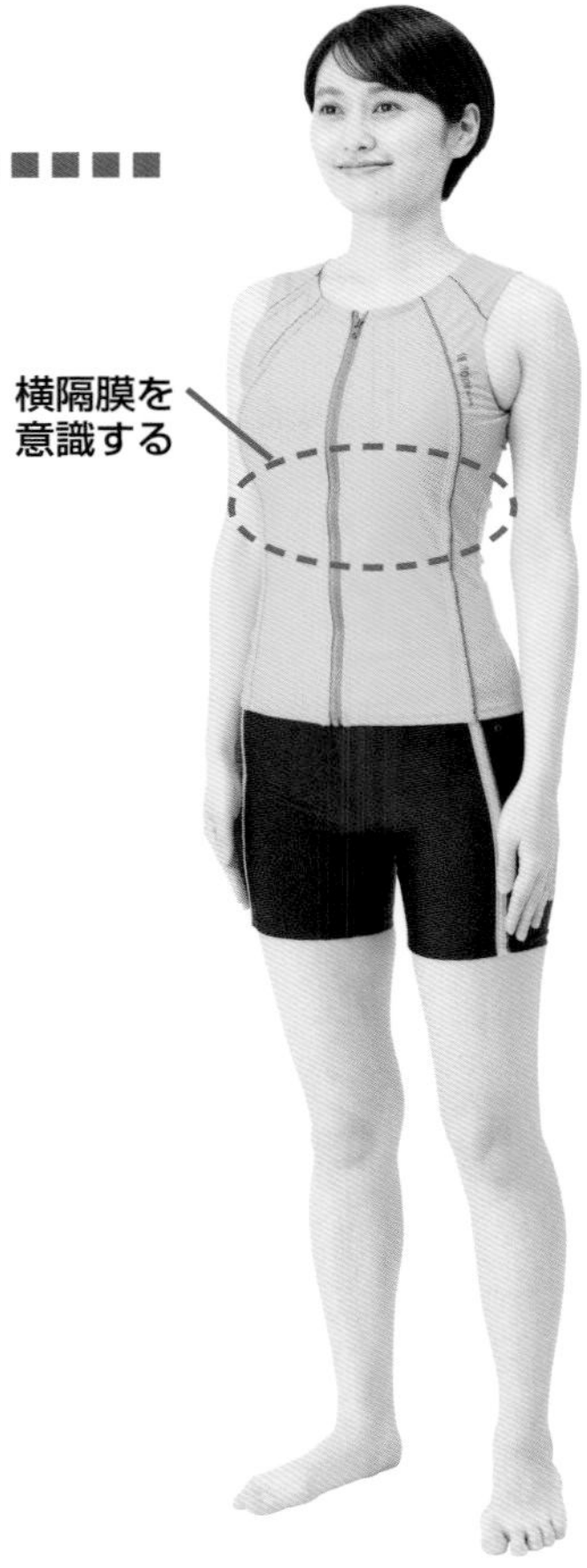

昼

立って行う 横隔膜上下ストレッチ①

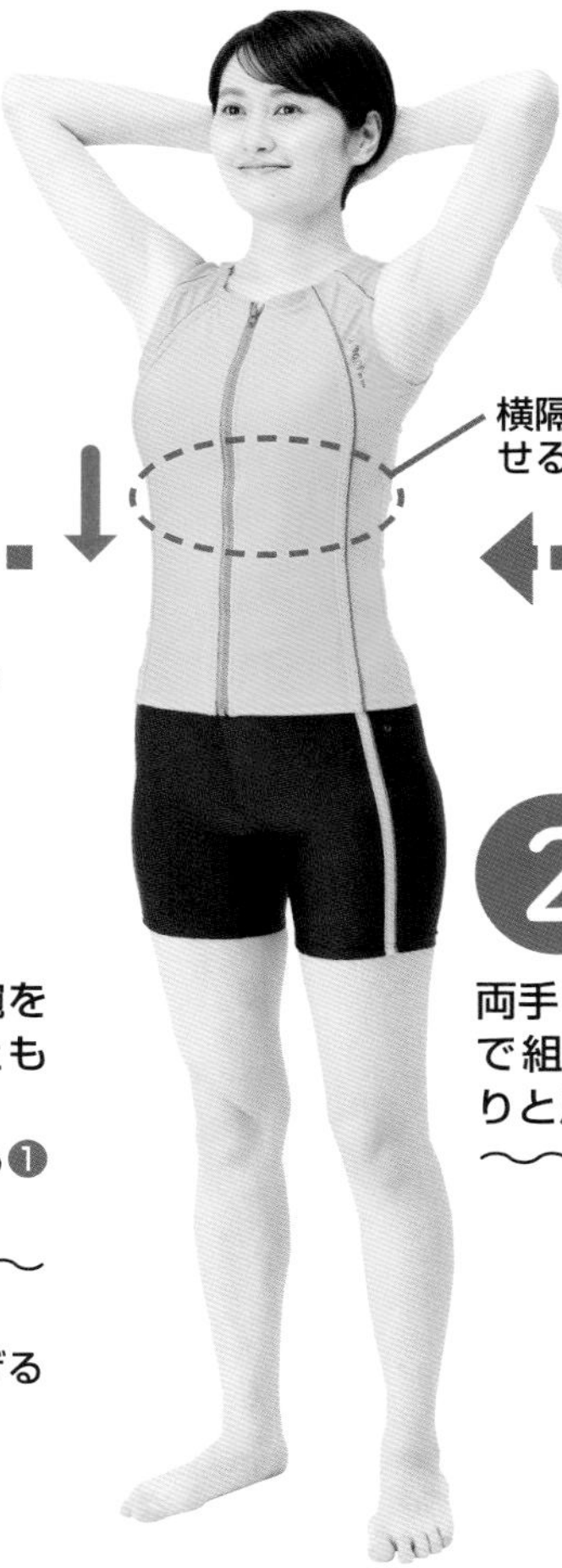

息を吸う
横隔膜を収縮させる（下がる）

2

両手を頭の後ろで組み、ゆっくりと息を吸う。

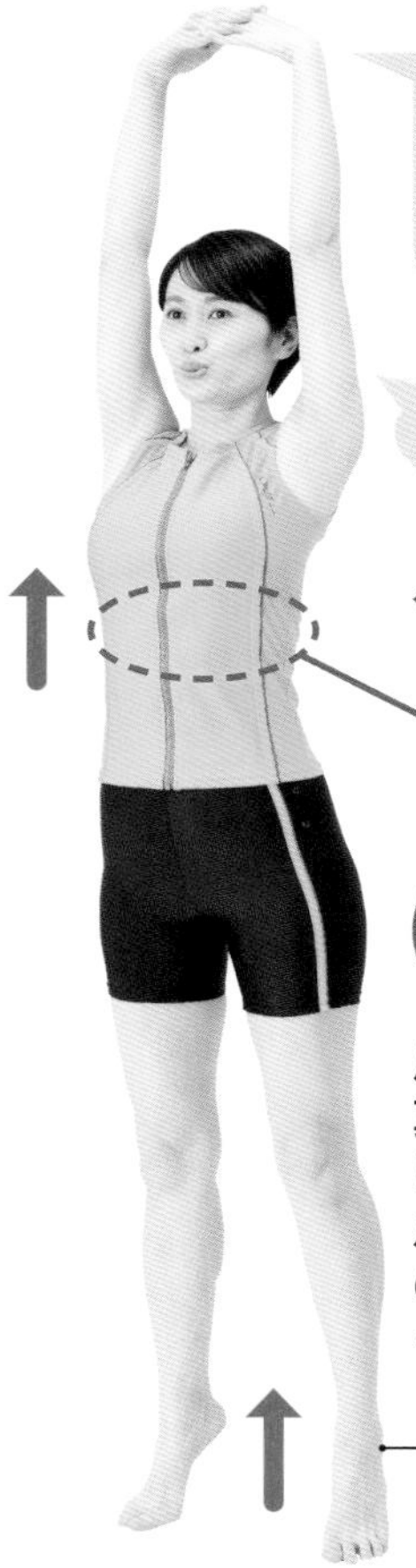

息を吐く
横隔膜をゆるめる（上がる）
かかとを上げる

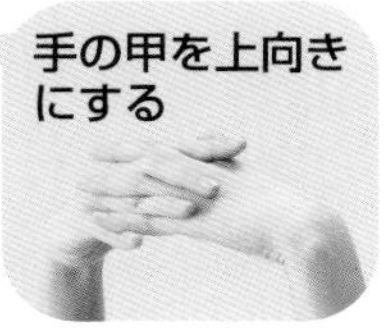

手の甲を上向きにする

3

息を吐きながら腕を真上に上げるとともに、全身を伸ばす。息を吐き切ったら❶の姿勢に戻る。

❷～❸（約15秒）を4回くり返して **1分**

かかとを上げたとき、倒れないよう注意する

ポイント

腹式呼吸により酸素を肺にたっぷりと取り込んで、横隔膜が上下に動く感覚をつかもう。

※60-61ページの寝て行う胸広げ体操②の後で行うのがおすすめ。

1 あおむけになり、両ひざを立てる。片手を胸の上に、もう一方の手をおなかの上に置く。

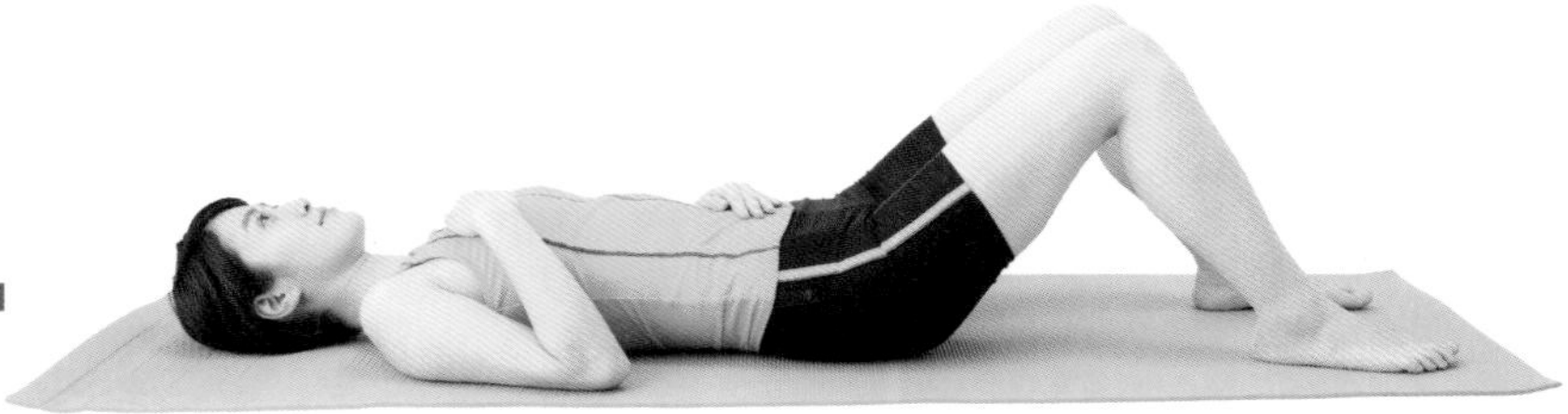

ポイント

息を吸うとき、胸の上の手があまり動かないことを確かめる。胸の上の手が動く場合は、胸式呼吸となっている。

❷～❸（約15秒）を4回くり返して 1分

横隔膜が上下するのを感じよう

日中忙しい人は、寝て行う横隔膜《おうかくまく》体操②（60～61ページ参照）を実践されたかと思います。それに続けて行っていただきたいのが、この横隔膜上下ストレッチ②です。

胸やけや呑酸にふだんから悩んでいる人は、ここで紹介した胸広げ体操と横隔膜ストレッチを、ぜひとも今日から実践してください。

適切な治療に加えて、これらの体操で横隔膜を動かして鍛え、下部食道括約筋の衰えを防げれば、胃酸逆流の阻止に役立つはずです。

夜 寝て行う
横隔膜上下ストレッチ②

2 鼻からゆっくりと大きく息を吸いながら、おなかをふくらませる。腹式呼吸を行う。※横隔膜は下がる

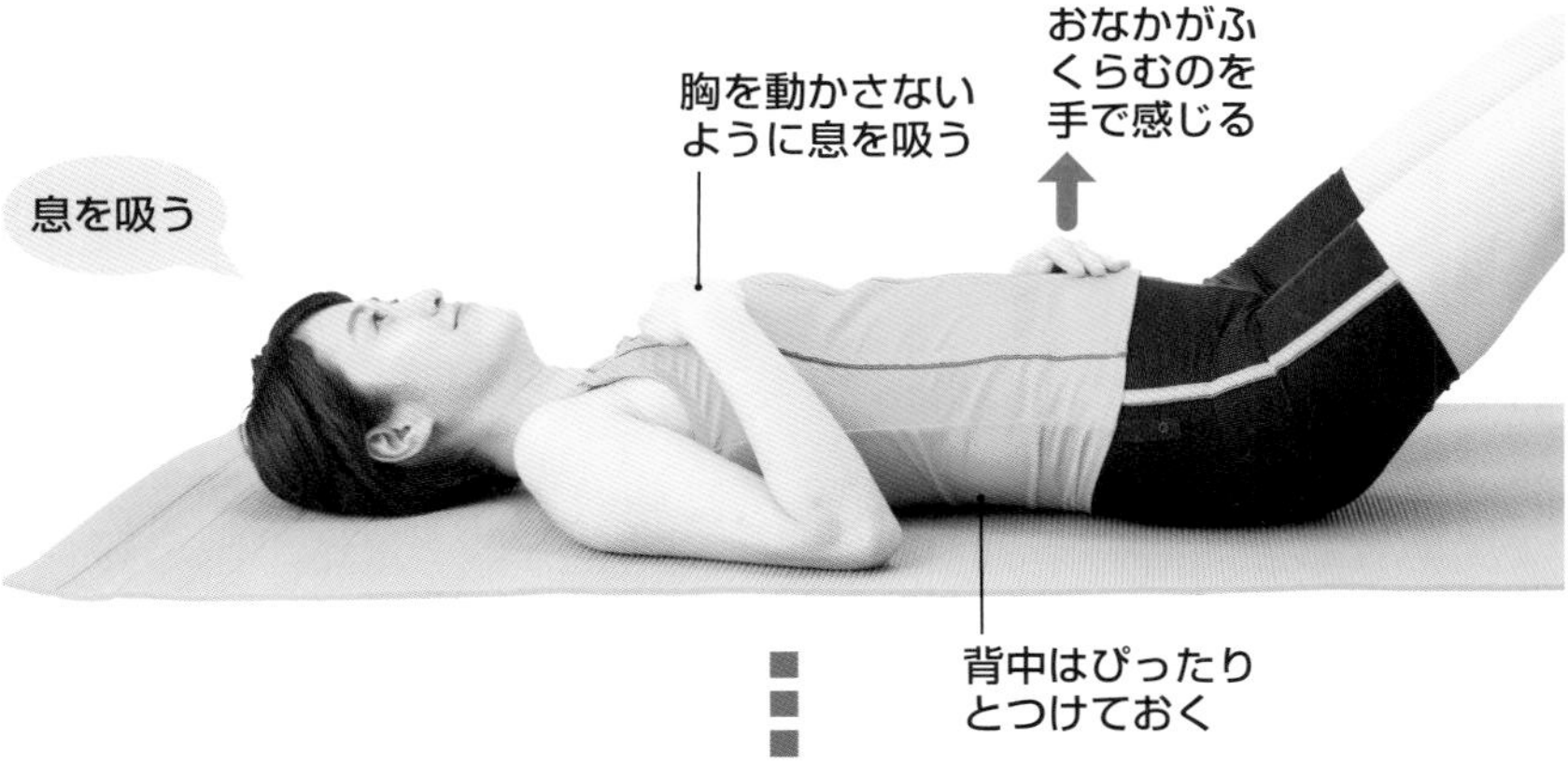

おなかがふくらむのを手で感じる
胸を動かさないように息を吸う
息を吸う
背中はぴったりとつけておく

3 口をすぼめて息を細く長く吐きながら、おなかをへこませていく。※横隔膜は上がる。

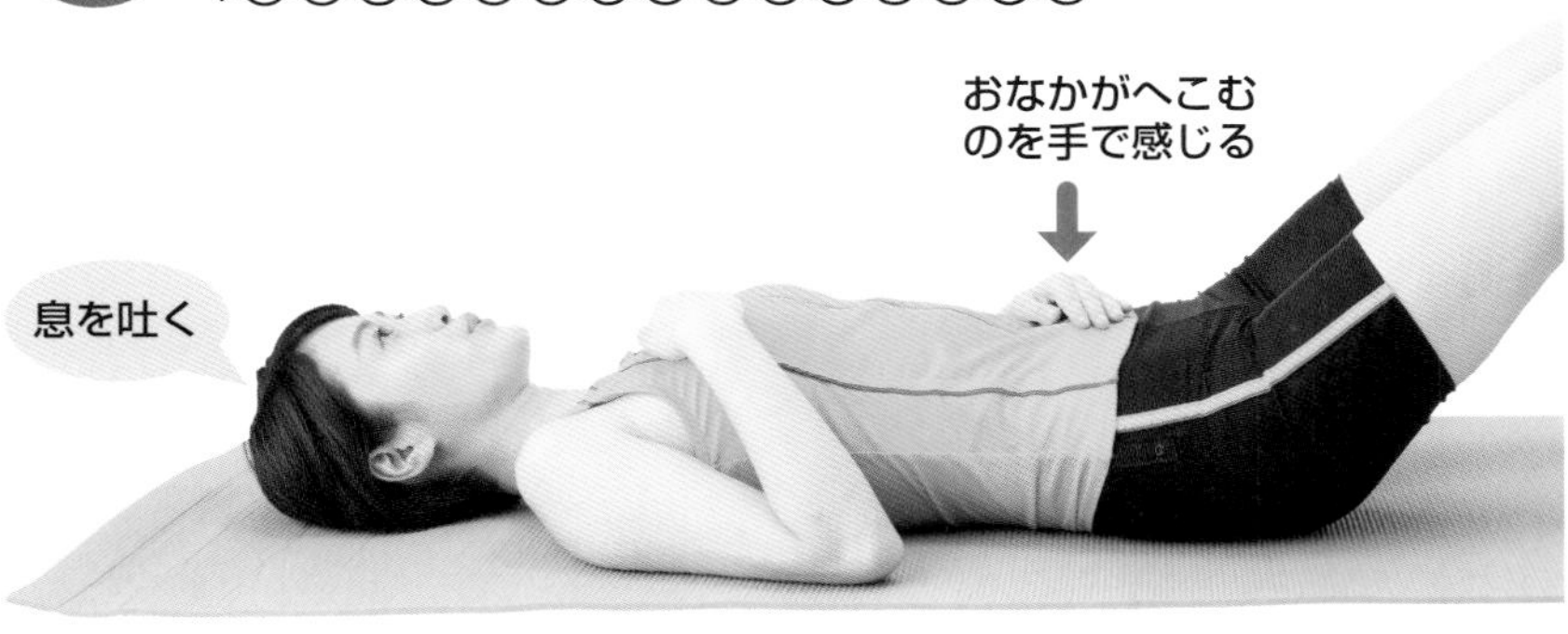

おなかがへこむのを手で感じる
息を吐く

COLUMN

腹式呼吸が正しくできているかをチェック

横隔膜《おうかくまく》がきちんと動かせているかは、腹式呼吸が正しく行えるかにかかっています。そして、腹式呼吸が正しく行えているかは、わき腹の腹横筋がカギを握っています。

腹横筋は、腹式呼吸をするときに最も動く筋肉で、胴体をコルセットのように締めつけて体を安定させ、姿勢を保つ働きもあります。

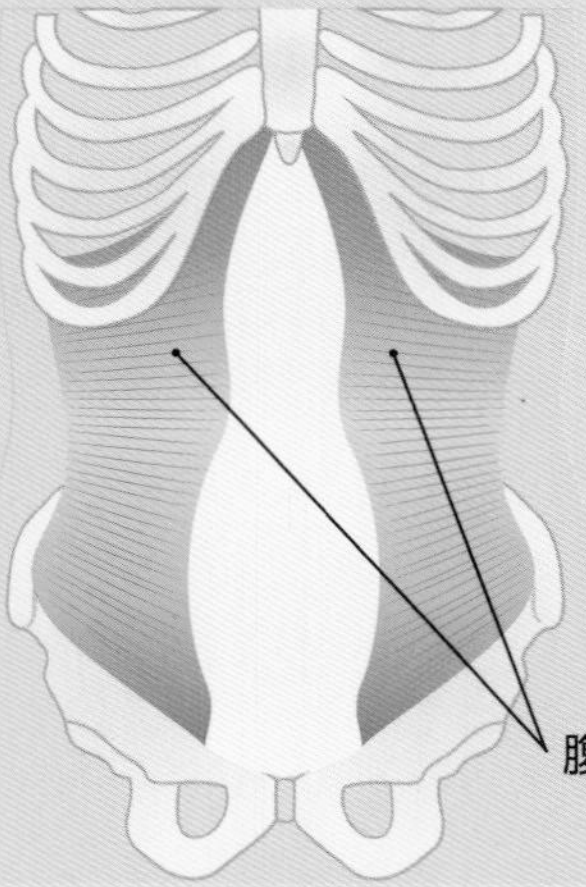

64 ～ 65ページの横隔膜上下ストレッチのさい、腹横筋がきちんと動いていれば胸郭下部が広がった深い腹式呼吸ができていて、横隔膜がストレッチされていることになります。確認しながら行うといいでしょう。

腹横筋

腹横筋は、腹斜筋（おなかの横にある筋肉）の内側にある薄い筋肉で、横隔膜の動きを助けるほか、体を安定させて姿勢を保つ働きもあります。

「腹横筋の動きでわかる腹式呼吸チェック」のやり方

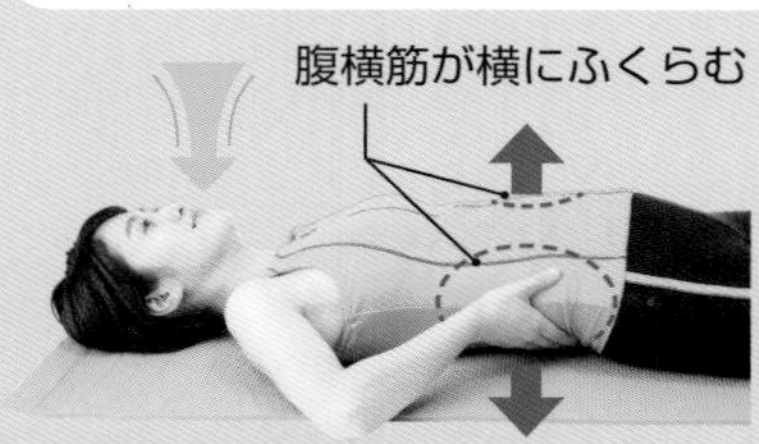

①両手をわき腹に当て、鼻から息を吸う。呼吸に合わせておなか（腹横筋）が横にふくらむかをチェックする。

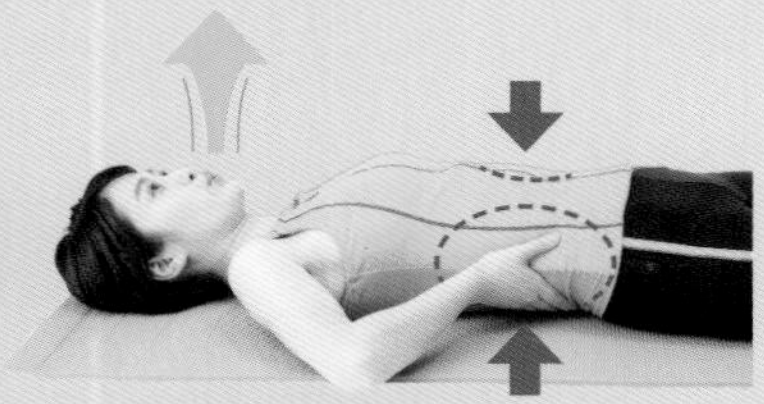

②息を吐きながら、ふくらんだおなかがもとに戻るかを確認する。

第4章

逆流ストップ体操③

ストレスで自律神経が誤作動して起こる非びらん性の胃食道逆流症が増加中！自律神経を整える「おなかマッサージ」「あくび体操」で誤作動をリセット

新板橋クリニック院長
清水 公一

40代50代や若者に多い非びらん性はストレスなどによる自律神経の誤作動が原因。自律神経リセットが不可欠

逆流性食道炎は、胃食道逆流症という病気の一種です。その胃食道逆流症にはもう一つ、胸やけなどの症状はあるけれども内視鏡検査で食道に異常が見つからない「非びらん性胃食道逆流症」（以下、この章では非びらん性と呼びます）があります。逆流性食道炎よりも非びらん性は症状がさまざまで、改善しにくく悪化しやすいと、私は考えています。逆流性食道炎の原因が胃酸の逆流であるのに対し、非びらん性は自律神経（意志とは無関係に血管や内臓の働きを支配する神経）の誤作動（失調）が原因です。非びらん性は男女ともに10～20代の若年者や40歳前後～50代の更年期、70代以上の老年期の人たちに多く見られます。男性では、夜遅くまで起きている人やデスクワーク中心の人、やせ型で神経質な人に、女性では運動不足で子育てや仕事でいつも忙しい人、冷え症や肩こりがある人、イライラしやすい人などに多いようです。患者さんたちは、ストレスで自律神経が誤作動して心と体のバランスがくずれ、症状が出て

いると私は考えています。また、70代以上の老年期の人たちでは、自律神経が老化して、心と体の健康を保つことができなくなり、症状が出ていると思われます。

自律神経が誤作動する原因は、過度のストレスや緊張、脳の疲労など、脳と神経が「変化（刺激）」に反応しきれないからです。もともと自律神経は、変化に対して自動で反応して動くしくみです。例えば、食べ物が口から入ると胃や腸が動きだします。気温が高くなると、自然に汗が出ます。これらは私たちの意志とは関係なく、脳と神経のネットワークである自律神経を介して自動で行われるのです。

ところが、さまざまな要因で自律神経が誤作動することがあります。加齢変化や気温・気圧の変化、引っ越しや転職、会議前の緊張や仕事のミス、感情変化も要因になります。簡単にいうと、これらの変化はすべてストレスです。また、パソコンやスマホなどを長時間使うと、脳の情報処理量が増加して自律神経が疲労する原因になります。つまり、非びらん性は、ストレスになる変化や自律神経自体が疲労し、自律神経が誤作動することで、胃や腸を中心に不快な症状が起こっている病態と解釈できます。したがって、非びらん性の改善には、自律神経をリセットして誤作動を整えるセルフケアがポイントになります。

あなたの胸やけや胃痛などが非びらん性によるものか見分けがつく！「おなか」押すだけ診断

自律神経（意志とは無関係に血管や内臓の働きを支配する神経）は、意志とは関係なく働く神経のため、自分ではコントロールできないと思っている人も多いと思います。しかし、実際はその逆で、さまざまな方法でコントロールが可能です。**正しい知識と技術でトレーニングをすれば、乱れた自律神経をリセットできて、**心と体のバランスを取り戻せます。

自律神経が**うまく働いているときは、自律神経はとても柔らかい**のですが、非びらん性の患者さんで胸やけ・胃もたれなどの食道や胃の不快な**症状が現れているときは、自律神経は硬く**なっています。自律神経に痛みが出ていることもあります。このように書くと、柔らかい・硬いや痛みをどこで判断しているのか疑問に感じると思います。実は**自律神経が体内で集まって束になっている部分（神経叢《そう》）をさわる**ことである程度は判断できるのです。代表的な部分が、**食道や胃の自律神経叢がある上腹部**

です。体中をめぐる自律神経ですが、**みぞおち周辺やみぞおちとおへその中間に自律神経叢が密集**しているのです。

もし、みぞおち部分を次ページのやり方でさわってみて、**硬くなっていたり、痛みを感じたりしたら、さわった自律神経が誤作動（失調）している**可能性があります。**腹部の神経叢で自律神経の状態をチェックすることを「神経触診法」**といい、手首で心臓の拍動や血圧をチェックするのと同じバイタルチェックの一つです。

自律神経の状態をチェックする神経触診法をやってみよう！

自律神経のチェックを始める前に、姿勢をチェックしましょう。

背すじを伸ばし、胸を張ります。

後頭部、肩甲骨、お尻、かかとがまっすぐになっている状態が正しい姿勢です（37ページ参照）。

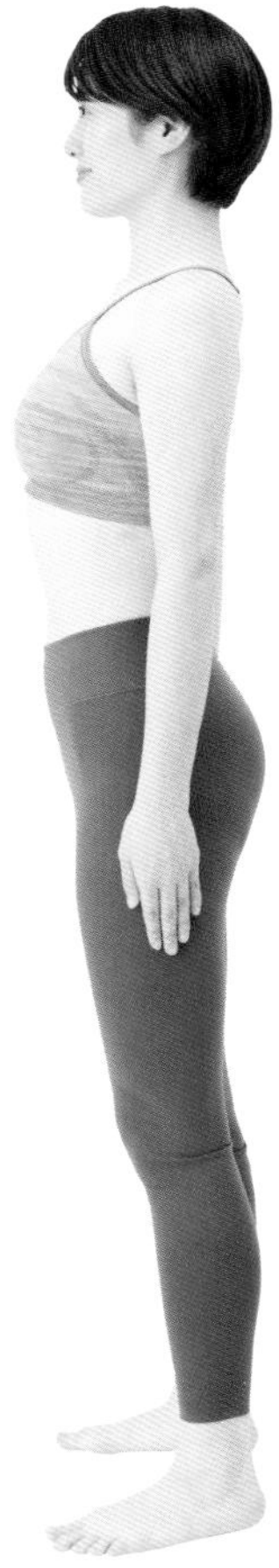

準備

硬くこわばっていたら、自律神経が誤作動している可能性が大

2 みぞおち周辺や、みぞおちとおへその中間にある自律神経叢を、❶と同じように親指以外の４本の指の腹で押す。

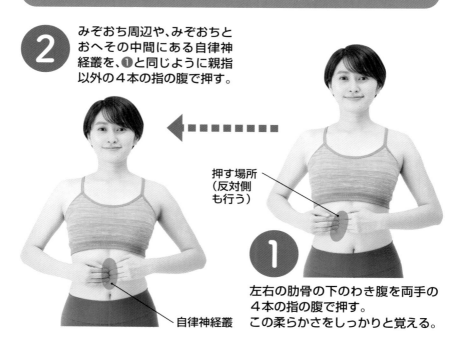

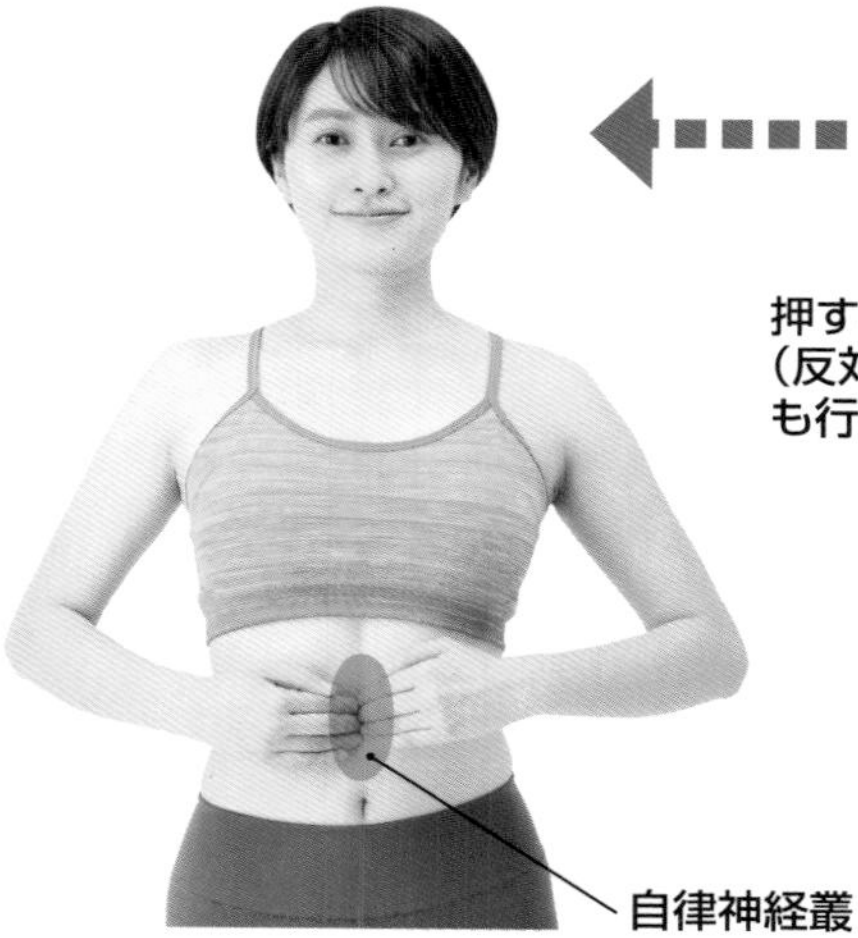

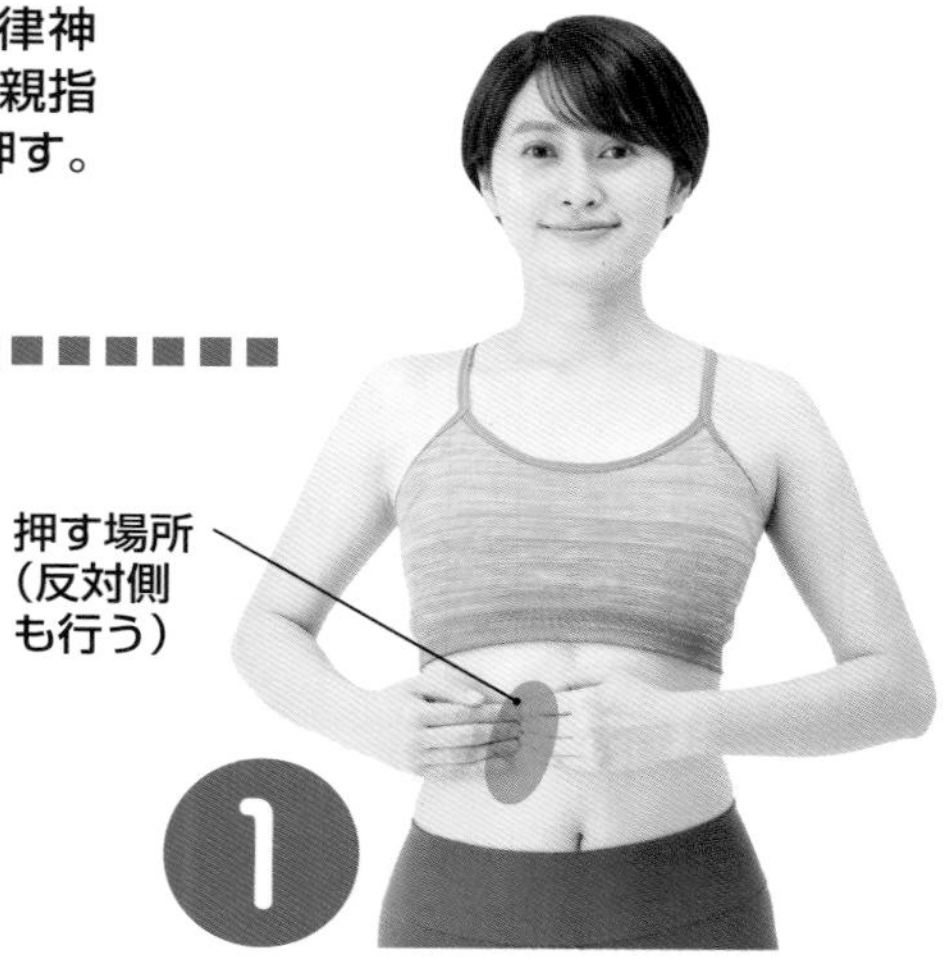

1 左右の肋骨の下のわき腹を両手の４本の指の腹で押す。
この柔らかさをしっかりと覚える。

（注意）

・あまり強く押しすぎない。
・不調があったらすぐに中止する。
※現れる変化には個人差があるので、すべての人に当てはまるわけではありません。

（チェック項目）

☐ 自律神経叢が硬くこわばっていないか。
☐ わき腹部分と同じくらいの深さまで指が入るか。
☐ 自律神経叢を押すと痛むか。
☐ 自律神経叢を押すと苦しさを感じるか。
☐ 自律神経叢を押すと気持ち悪さを感じるか。

１つでも該当する場合は、自律神経が誤作動している可能性があります。該当する項目が多いほど、誤作動の度合いが高いと考えられます。

自律神経の誤作動をリセットして、非びらん性の胸やけなどが続々改善する［おなかマッサージ］［あくび体操］

ストレスなどが原因で自律神経（意志とは無関係に血管や内臓の働きを支配する神経）が誤作動（失調）して非びらん性の症状が現れている人には、自律神経を整えるセルフケアが改善の近道です。

70〜71ページで述べたように、自律神経が誤作動している人は、食道・胃の自律神経が集中している腹部のみぞおち部分が硬くこわばり、押すと痛みを伴ったり苦しく感じたりします。私は消化器科の専門医として、毎日たくさんの患者さんを触診していますが、ストレスの強い方やスマホとパソコンを使って行うＶＤＴ作業（情報機器作業）が長時間続く人は自律神経に負担をかけていたり、自律神経が疲労したりしているので、みぞおち部分の自律神経叢《そう》を触診すると硬さや痛みが強いと感じています。

非びらん性の患者さんに私がすすめている自律神経セルフケアのトレーニングが、神経触診法（71〜72ページ参照）と自律神経リセットです。自律神経は、特定の刺激に自動反応し、誤作動が改善する特徴があります。特定の刺激の一つが誤作動している自律神経を直接やさしく刺激する方法（神経モービライゼーション）です。誤作動している神経をやさしくもみほぐすので「おなかマッサージ」と私は呼んでいます。やさしく刺激すると自律神経は柔らかくなり、自律神経の誤作動が改善するので、非びらん性の症状をよくする効果が期待できます。

もう一つの特定の刺激、「あくび体操」もおすすめです。

あくびは、眠たいときに出る印象があると思いますが、実は自律神経が誤作動した場合も出やすくなります。体調が悪くなりはじめたときに出る生あくびはまさにその状態で、体はあくびをすることで自律神経の調整を試みているのです。そこで、自律神経の乱れがある人は、わざとあくびをして自律神経を調整しましょう。あくびは不思議なもので、最初はわざと口をあけはじめても、途中からはいつものあくびが始まります。そして、深い呼吸ができて、横隔膜が刺激されて自律神経がリセットされるのです。口を大きくあけて深い呼吸をしながら頭を左右に動かしたり、あごや顔の表情筋をストレッチすることで、自律神経の誤作動をリセットできるので、とても効果的です。

自律神経をリセット!

おなかマッサージ

1 硬さの違いをチェック

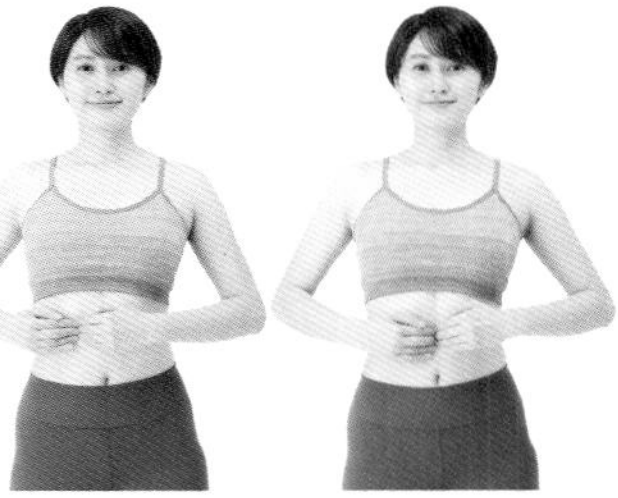

71～72ﾍﾟｰｼﾞで紹介した「自律神経の状態をチェックする神経触診法」で、「左右の肋骨《ろっこつ》の下のわき腹」と「みぞおち周辺や、みぞおちとおへその中間にある自律神経叢」を押し、それぞれの状態の違いを確認する（約20～30秒）。

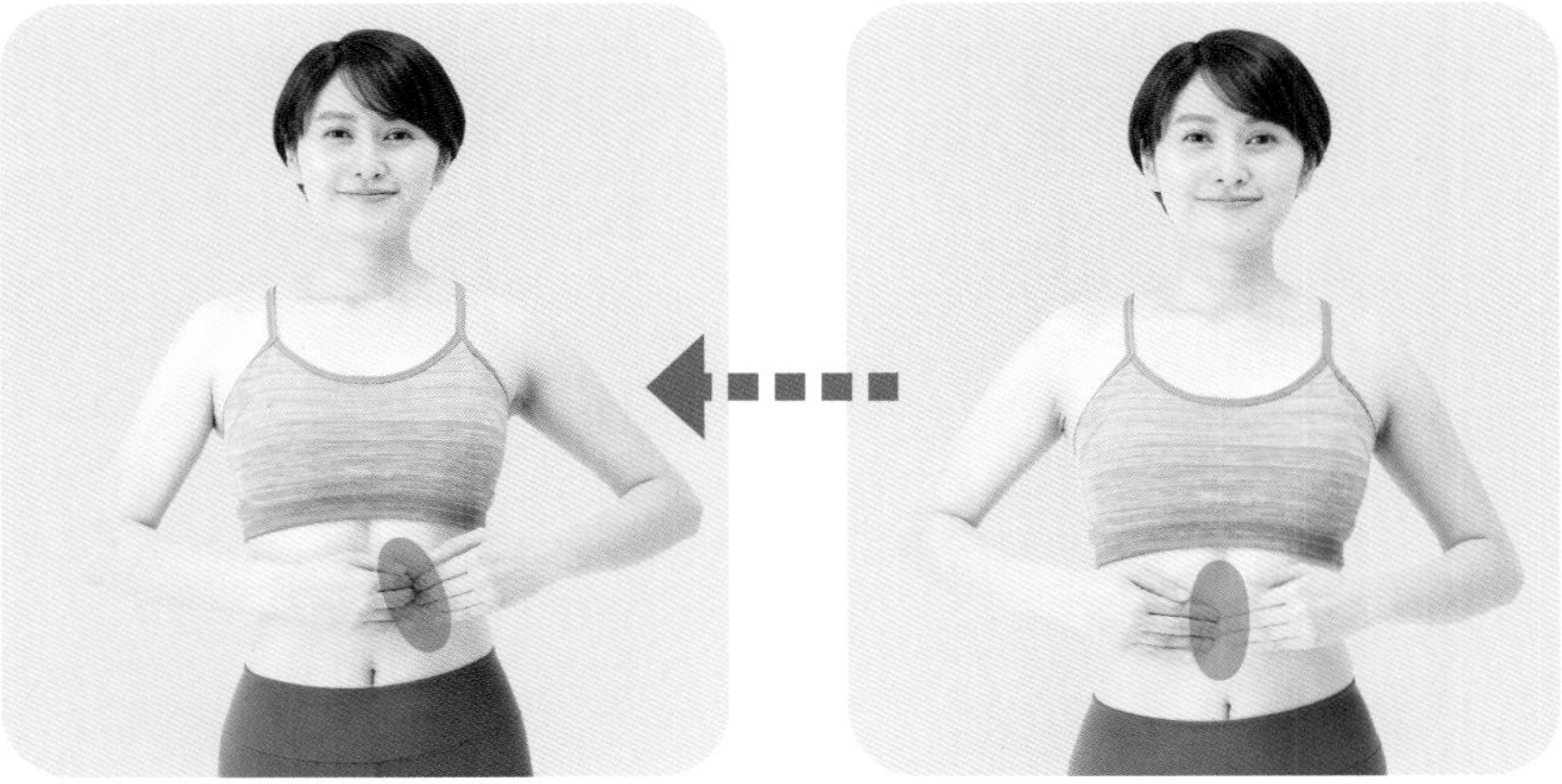

2 おなかをもむ

みぞおち周辺や、みぞおちとおへその中間にある自律神経叢を指の腹で、5～10秒程度、「回す」「押す」「上下左右に動かす」ことでもみほぐす。

3 硬さの違いをチェック

❶と同じ要領で、「自律神経叢」と「左右の肋骨の下のわき腹」の感触の違いを確認する。

❶～❸を行って1分

❶～❸を1日何回でも行うように習慣づける

（注意）

・あまり強く押しすぎない。
・不調があったらすぐに中止する。

※効果には個人差があるので、すべての人に当てはまるわけではありません。

口をできるだけ大きくあけて、ここからスタート

1

両足を肩幅に開いてまっすぐ立つ。力を抜いてできるだけ大きく口をあける。

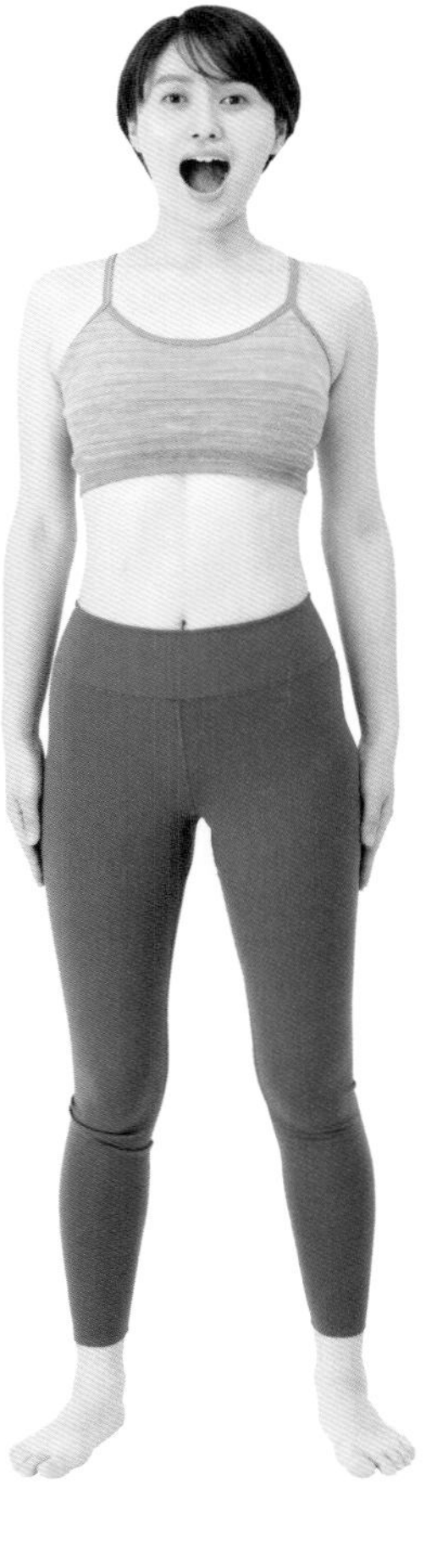

2

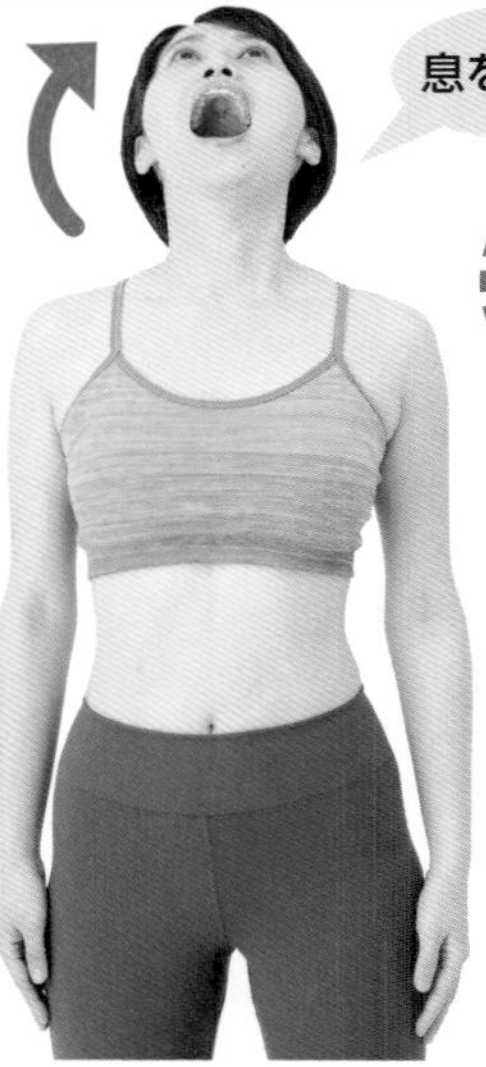

息を吸う

5秒間
キープ

呼吸をしながら
でもOK

めいっぱい息を吸い、上を向き、そのまま5秒間キープ。

3

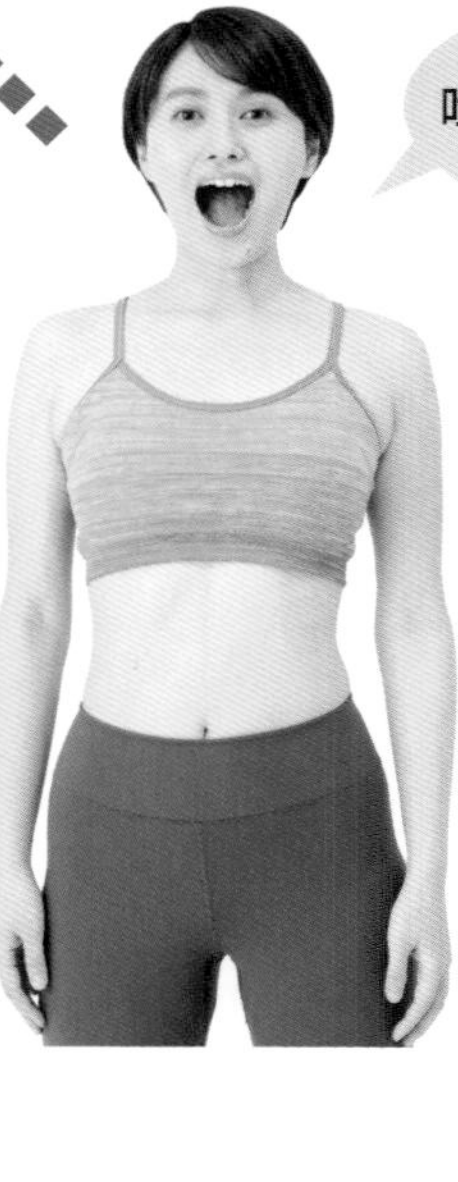

息を吐く、
吐き切ったら
息を吸う

正面に戻り、口から息を吐く。息を吐き切ったら、再び上を向き、口から息をめいっぱい吸う。

自律神経をリセット!

あくび体操

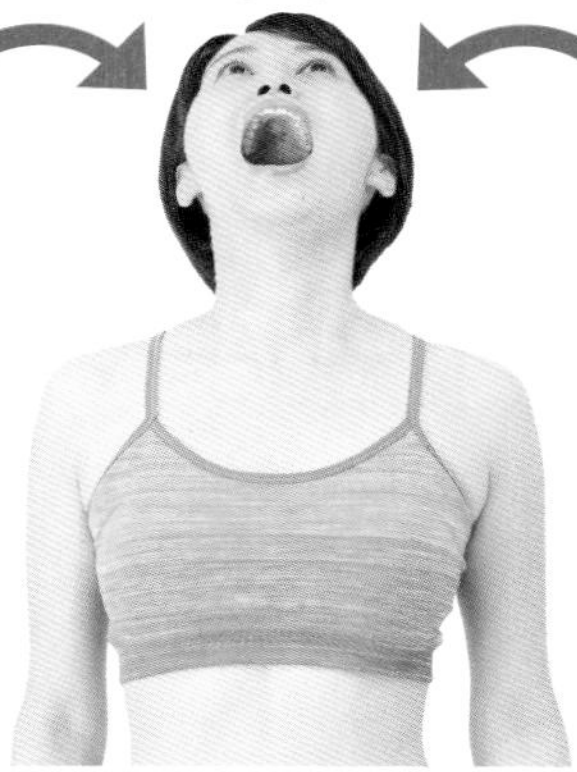

息を吸う
正面に戻り
息を吐く
首を倒し
顔を右へ
向ける
5秒間
キープ
5秒間
キープ
首を倒し
顔を左へ
向ける

5

上向きのまま顔を右に傾け、息をめいっぱい吸い込み、そのまま5秒間キープ。ゆっくりと正面に戻り、息を吐く。

4

上向きのまま顔を左に傾け、そのまま5秒間キープ。ゆっくりと正面に戻り、息を吐く。

❶〜❻を
行って
1分

❶〜❻を
2〜3セット
くり返して
習慣化すると
いい

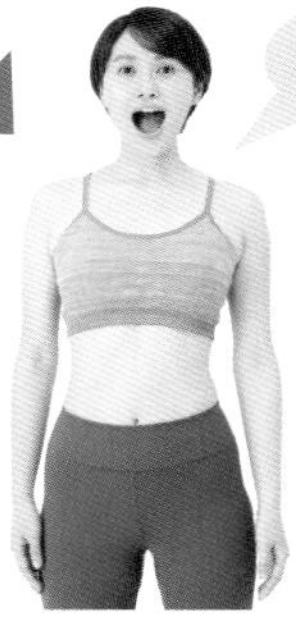

息を吐く

6

息を吐きながら、顔を正面に戻す。

ポイント

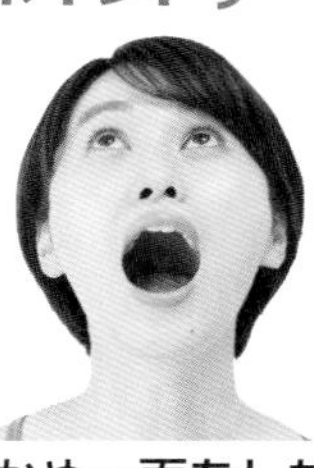

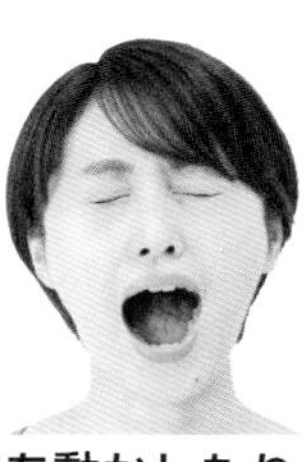

しかめっ面をしたり、口を動かしたりして、変な表情を作るとより効果的になる。

ポイント

5秒間のキープが難しい場合は途中で呼吸をしてもいい。

※効果には個人差があるので、すべての人に当てはまるわけではありません。

体験談4

逆流性食道炎で胸やけや呑酸があり、不眠にも悩んだが、おなかマッサージを実践したら改善しグッスリ眠れた

川田重信《かわたしげのぶ》さん
66歳・会社経営

私は大手証券会社で海外駐在員を経験したのち45歳で独立・起業し、その後は投資助言や金融翻訳、株式評論家としてテレビに出演するなど、超多忙な日々を送ってきました。とはいえ、健康には自信があったわけではなく、若いころから体調には不安がありました。例えば、1年に1度はのどがはれて、高熱で会社を休みました。また、**夜の宴席で食べ慣れないものを食べたり、海外出張に行くと、胸やけしたり胃酸が逆流したりして、下痢《げり》にも悩まされました。夜、胸やけがひどくて眠れない**こともありました。

40歳のころ、ピロリ菌を除菌してからは胃腸の調子が安定したのですが、50歳半ばから再びやせて、体調不良に悩まされるようになりました。会社員時代から1年に1度、胃の内視鏡検査を受けていましたが、いつも「異常なし」。体調不良の原因もわからずじまいでした。

59歳になったある日、60代でも仕事をバリバリするために体調をよくしたいと強く願い、胃腸科や耳鼻咽喉《いんこう》科を受診し、薬も処方してもらいました。それでも症状は一進一退をくり返すばかり。私はずっと体調の変化を詳細に記録しています。2015年8月13日、出張先のドイツから帰国の途についた日の記録には「なぜ私はこうも胃腸が弱いのか？　誰か教えてほしい」と記しています。

それから3年後、インターネットで消化器科専門医の清水公一先生のことを知りました。早速、診《み》てもらったところ「非びらん性の逆流性食道炎（正式な病名は胃食道逆流症）で、**原因は加齢とストレス、パソコンの使いすぎ**などです。自律神経を整えれば改善します」と教えていただきました。

それからというもの、私は毎日夕食後、清水先生から教わった「おなかマッサージ」と深呼吸を実践しました。すると**2～3ヵ月続けているうちに、症状が徐々に改善**しはじめたのです。2019年5月の海外出張では下痢が全く起こらず、当時の記録には「清水先生ありがとうございます！」と記しています。今も、おなかマッサージと深呼吸は継続しています。逆流性食道炎の症状が起こることもなく、夜もグッスリ眠れて仕事に集中できています。

体験談5

ストレスで逆流性食道炎の胃もたれや胸やけに長年悩んだが、おなかマッサージを習慣化したら改善

吉田太一《よしだたいち》さん
（仮名）
35歳・会社員

私は、25歳ごろから**食後に胃もたれや膨満感、食欲不振が続いていました。**複数の胃腸専門クリニックで胃の内視鏡検査を受けたのですが、「潰瘍《かいよう》や腫瘍《しゅよう》はなし。症状は気のせいですよ」と診断されました。そんなときに、たまたま知った清水公一先生に診《み》てもらったところ、**「ストレスで自律神経が乱れ、胃の機能が落ちて**非びらん性の逆流性食道炎（正式な病名は胃食道逆流症）になっている」といわれたのです。

考えてみれば、私は営業職として多忙な日々を送り、また人間関係にも悩まされていました。それらがストレスになっていたのでしょう。薬を処方してもらい、先生から指導してもらった**おなかマッサージを起床時、就寝前、そして通勤電車の中で毎日実践**したところ、2～3ヵ月後ぐらいには長年悩まされていた症状が出なくなりました。

もちろん、ストレスを感じないように、人間関係なども気にしすぎないように気をつけています。自分自身でできることをするのがとても大切ですね。

第5章

逆流ストップ術［生活編］

胃の圧迫を防ぐ就寝姿勢や食後のポーズ、服装選びから胃酸逆流の緊急対処法まですべて教えます

東邦大学医学部外科学講座
一般・消化器外科教授
島田 英昭

イシハラクリニック副院長
石原 新菜

食後3時間と就寝中は逆流多発の魔の時間帯で、食後は胸を張って深呼吸、就寝中は上半身を15度起こすのが理想

逆流性食道炎の対策には患者さん自身が行う適度な運動とともに、生活習慣の改善も欠かせません。

食後の2~3時間は、胃酸の逆流が起こりやすい魔の時間帯です。胃に食べ物が入ると、その刺激で胃壁から胃酸と消化酵素などがまざった胃液が分泌《ぶんぴつ》され、食べ物の殺菌と消化を行います。胃液の分泌は食べ物が胃内に滞留している約2~3時間は続くため、この間、胃酸の量も増えた状態にあり、胃酸の逆流が起こりやすくなります。

このとき体を起こしていれば、胃酸が重力に逆らって食道へ逆流することは少なく、たとえ逆流が起こってもすぐに胃に戻ります。ところが**体を横にすると、食道が胃よりも低い位置にくるため、胃酸が逆流しやすくなります**。しかも逆流した胃酸は、胃に戻りにくくなって食道に留まるので、逆流性食道炎が発生しやすくなります。

したがって、胃酸の分泌が盛んな**食後2~3時間は横になるのはさける**、つまりは

就寝2〜3時間前には食事をすませることが胃酸逆流を防ぐポイントになります。

また、胃の動きは自律神経（意志とは無関係に血管や内臓の働きを支配する神経）のコントロール下にあります。**食後は姿勢を正して胸を張り、深呼吸をする**といいでしょう。姿勢を正すことで胃酸が逆流しにくくなり、深呼吸することで自律神経のうちの副交感神経が働いて、胃・小腸での消化が促されます。

食後に加え、**唾液《だえき》の分泌が少なくなる就寝中も、胃酸の逆流が起こりやすい魔の時間帯**です。

唾液には食道クリアランスという食道内を洗浄する働きがありますが、就寝中はこの働きが不十分になるため、食道へ逆流した胃酸を押し流すことができません。

そこで重要になるのが就寝時の姿勢です。腰のあたりから頭に向けて勾配《こうばい》をつけ、**上半身を10〜15度ほど起こす**と胃が食道よりも低い位置にくるので、重力の関係で胃酸の逆流が起こりにくく、たとえ逆流しても、胃に戻りやすくなります。

横向き寝の習慣がある人は、**上半身を高くした状態で、体の左側を下にしましょう**。胃の入り口（噴門《ふんもん》）が下になるので、胃酸の逆流が起こりにくくなります。

（島田英昭）

胸張り深呼吸のやり方

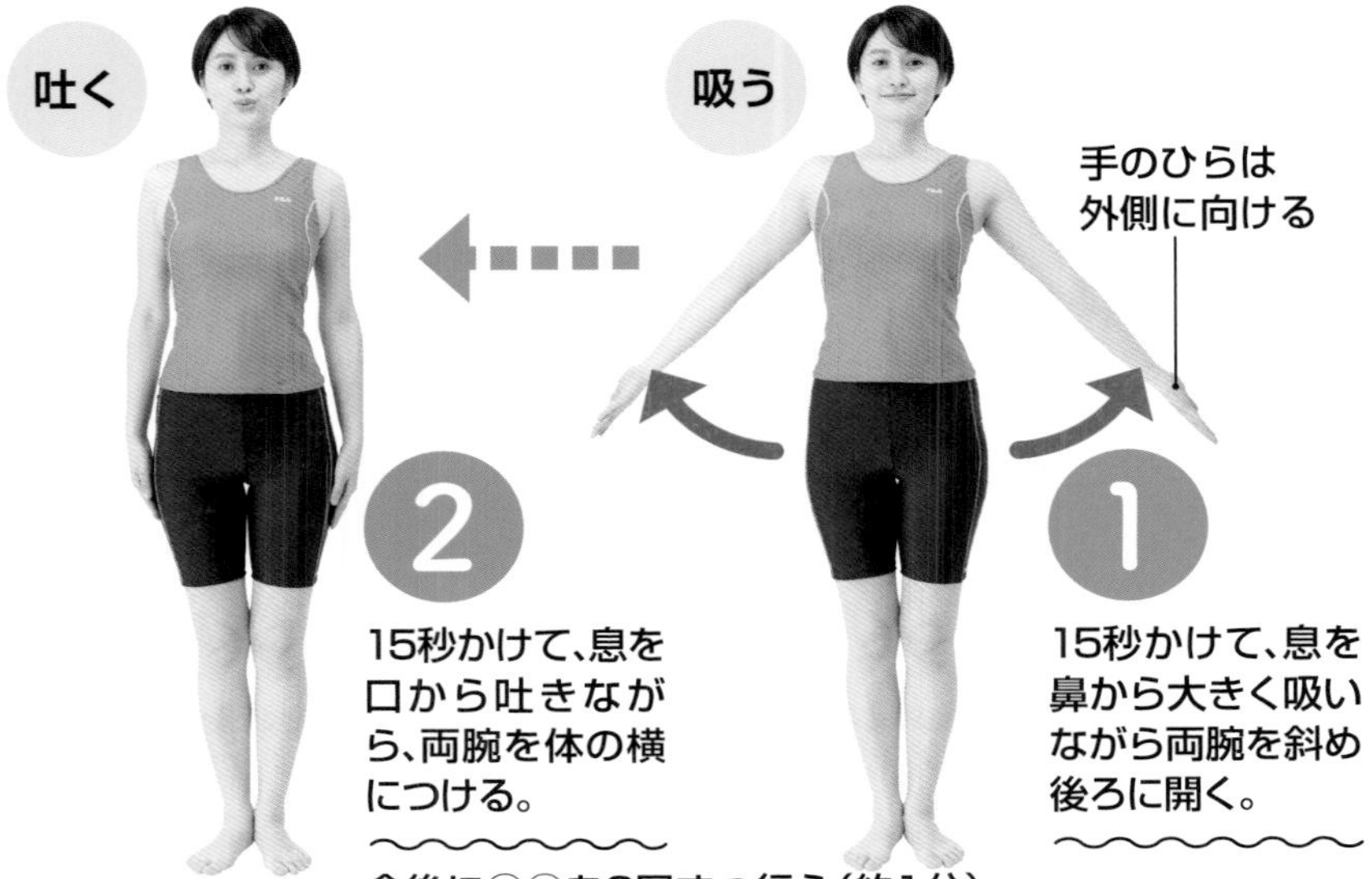

吐く
吸う
手のひらは
外側に向ける
2
1

②
15秒かけて、息を口から吐きながら、両腕を体の横につける。

①
15秒かけて、息を鼻から大きく吸いながら両腕を斜め後ろに開く。

食後に①②を2回ずつ行う（約1分）。

就寝中の姿勢に注意

寝るときは上半身を高くする

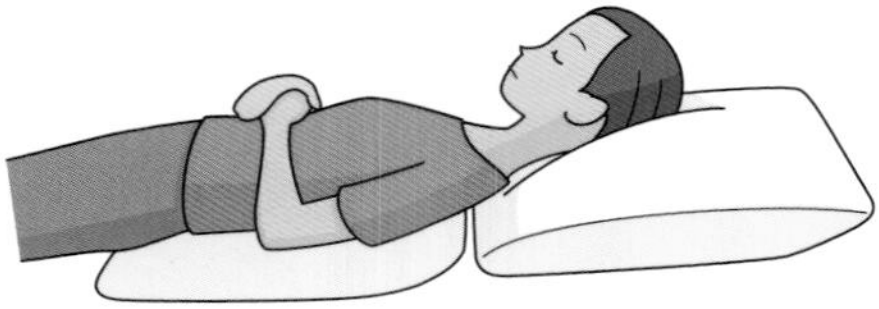

腰のあたりから頭にかけて10〜15度の勾配をつけ、上半身を高くする。胃が食道よりも低い位置にくるので胃酸の逆流が起こりにくくなる。

横向き寝の場合

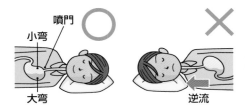

○
×
噴門
小弯
大弯
逆流

上半身を高くした状態で、体の左側を下にして寝ると、胃の大弯《だいわん》が下になるので、胃酸の逆流が起こりにくくなる。

胃酸逆流が起こったときの緊急対処法はコップ1杯の水で、一気に飲めば胃酸が流され、胸やけも改善

胃酸の逆流が起こったとき、必死に飲み込むという人も多いでしょう。

胃酸の逆流が急に起こったときは対処法を覚えておくと便利です。その方法は、**コップ1杯の水を飲む**こと。すると、のどまで上がってきた胃酸も、**無理なく胃へ洗い流すことができます**。水は水道水のほか、白湯《さゆ》やカフェインが含まれていない麦茶、あるいは胃の粘膜を保護する作用がある牛乳やヨーグルトのような乳飲料もおすすめです。反対に、カフェイン入りのコーヒーや紅茶、炭酸飲料、アルコール飲料、柑橘《かんきつ》類のジュースは胃酸の逆流を促すので控えましょう（104㌻参照）。

また、熱すぎたり冷たすぎたりする水は食道の知覚神経を刺激し、胸やけなどの症状を悪化させる可能性があるのでさけてください。

コップ1杯の水を飲む以外では、**「姿勢を正す」「腹部を圧迫するベルトやコルセットをゆるめる」**なども緊急対処法として有効です。

（島田英昭）

便秘になると胃が圧迫されるため、胃酸逆流を招く可能性があり、「おなかもみ」で便を押し出して解消せよ

便秘でおなかが張った経験がある人は多いでしょう。これは、便が腸に停滞し、胃を下半身方向から圧迫することが主な原因です。また、おなかに力を入れて便を出そうとすると、胃にかかる圧力を上げてしまい、胃酸の逆流を悪化させます。

これらからわかるように、便秘は胃酸の逆流を招く可能性があります。したがって、便秘を予防・解消することは、逆流性食道炎の人にとっては胃酸逆流防止の面からも大切です。

便秘はなるべく薬に頼らず自力で改善させましょう。整腸に役立つ乳酸菌を含む食品や水分は、便通を促すので積極的にとりましょう。排便を習慣づけるため、便が出なくても毎朝トイレに行くことも大事です。

マッサージも効果があります。おすすめは「の」の字を書くようにおなかをなぞる「おなかもみ」です。大腸の上行結腸は右下から右上、下行結腸は左上から左下へ走

腸を刺激して便通を促す「おなかもみ」

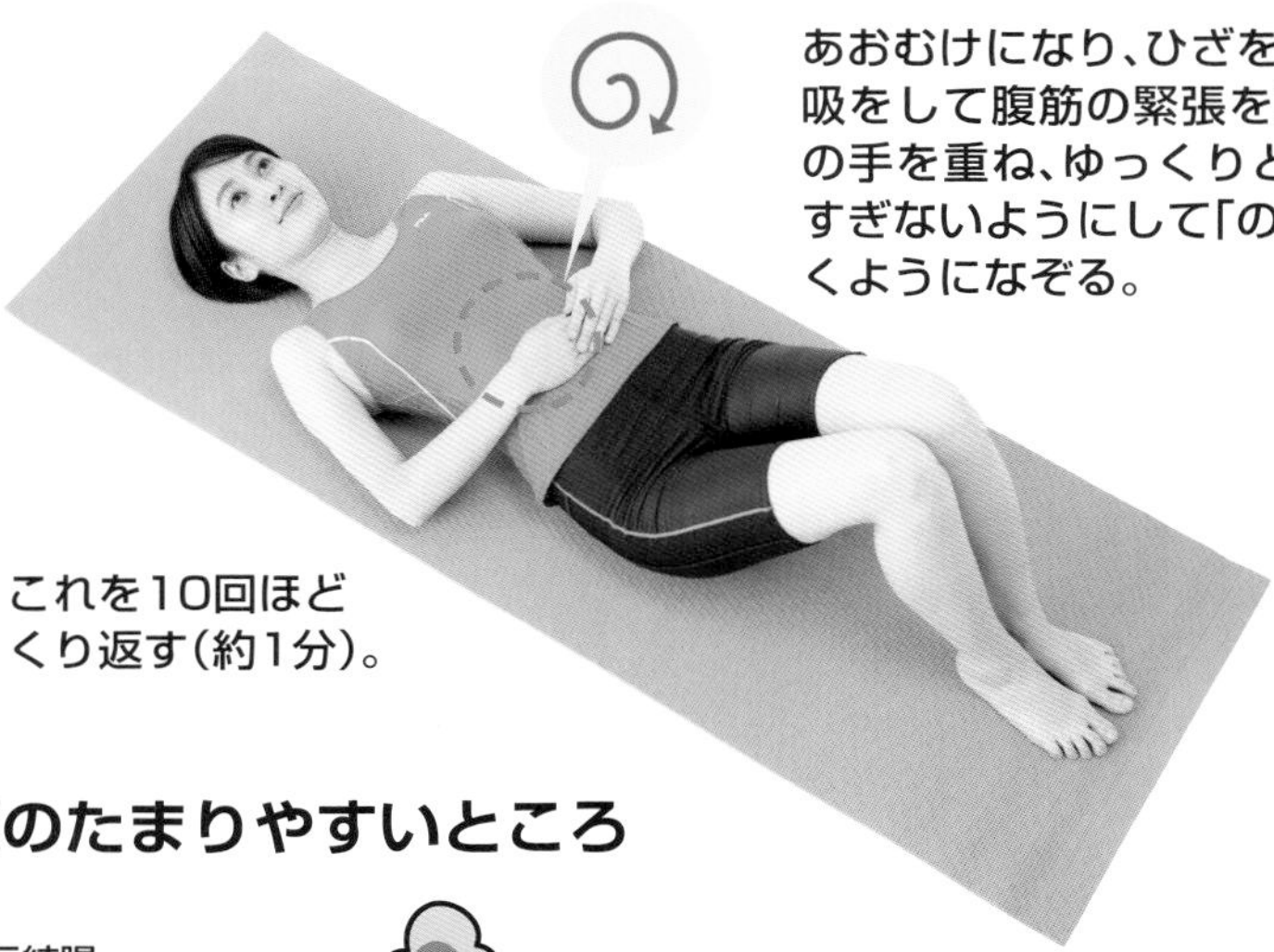

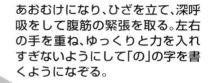

あおむけになり、ひざを立て、深呼吸をして腹筋の緊張を取る。左右の手を重ね、ゆっくりと力を入れすぎないようにして「の」の字を書くようになぞる。

これを10回ほどくり返す（約1分）。

便のたまりやすいところ

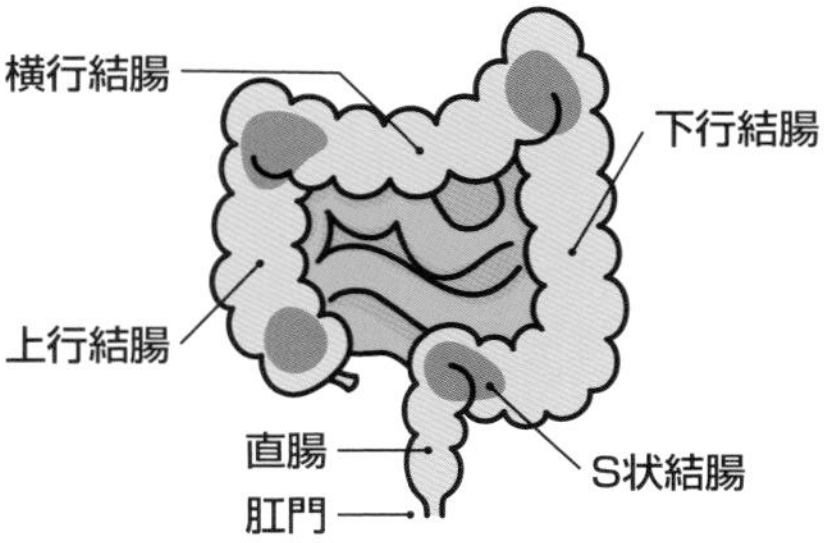

大腸の四隅の部分は便のたまりやすいところ。ここを押して痛みを感じたり、硬くなっていたりするときは、便がたまっている可能性がある。

っています。それに沿って**おなかをさすると、蠕動《ぜんどう》運動（内容物を先に送り出す運動）を助けることにつながります**。また、「の」の字の払い部分に相当するのがS状結腸で、ここを指先に力を入れて押さえます。S状結腸にたまった便が直腸へ押し出され、便意が起こりやすくなります。

便秘が解消すれば、胃の圧迫が防げるため、逆流性食道炎の改善に役立つと考えられます。（島田英昭）

胃の働きを正して、逆流性食道炎の改善に役立つ！

カイロを貼るだけの［みぞおちのツボ刺激］

最近、健康維持やダイエットを目的に水をたくさん飲む人が増えています。適量の水分摂取であれば問題はありませんが、**過剰にとると、「水毒（水だまり）」を招く**ので注意してください。

水毒は水滞《すいたい》とも呼ばれ、摂取した水分がうまく排出されず体内に停滞している状態を指します。水が腸にたまると下痢《げり》が、耳の奥の内耳《ないじ》にたまると耳鳴りやめまいが起こるなど、水毒はさまざまな不調を招く要因になります。

水毒が起こると**体が冷えて血流も悪くなり**、食べ物を腸へと送る胃の働きも低下します。その結果、**胃液が過剰になって消化機能も低下し、胃痛や胃もたれを招きやすくなります**。また、**体の冷えは胃腸の働きをコントロールする自律神経（意志とは無関係に血管や内臓の働きを支配する神経）を乱す**ため、逆流性食道炎の発症リスクを高めます。

みぞおちのツボ刺激のやり方

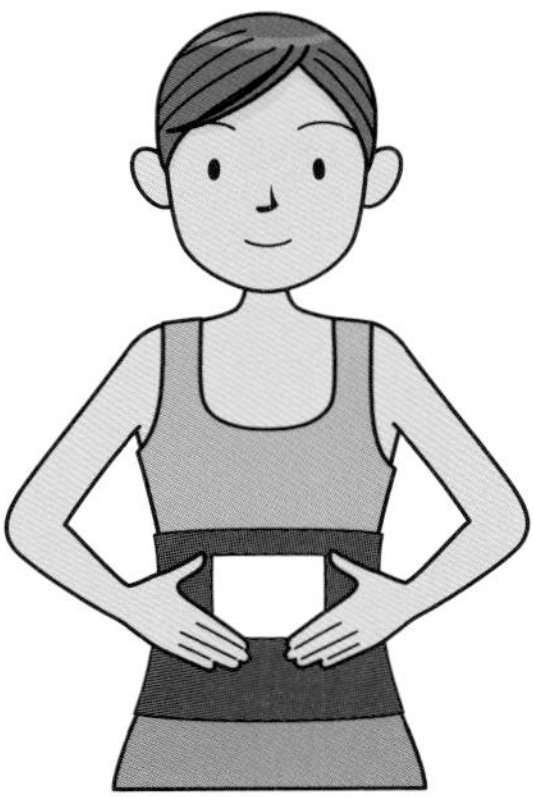

腹巻きをみぞおちまで覆うように少し上のほうに着ける。その腹巻きの上から、みぞおちとおへその間あたりにカイロ（貼るタイプ）を貼る。この部分は上脘や中脘などのツボが集まっている。なお、腹巻きは24時間着け、カイロは眠るとき以外は貼っておくのがおすすめ。
※低温やけどには注意してください。

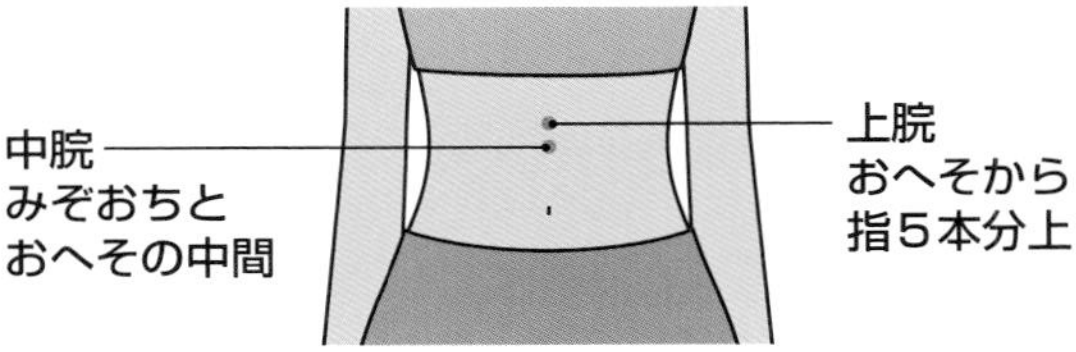

実際、水毒がある患者さんのおなかを軽くたたくと、ポチャポチャと振水音のする人が多く見受けられます。また、みぞおちをさわるとひんやり冷たいのもわかります。

逆流性食道炎の人は自分でみぞおちをさわってみてください。**冷たい人は、水毒のせいで逆流性食道炎が悪化している可能性**があります。

そうした人にぜひ試してほしいのが、**カイロ（貼《は》るタイプ）を使った「みぞおちのツボ刺激」**です。みぞおち付近には、**上脘《じょうかん》**（おへそから指幅5本分上）や**中脘《ちゅうかん》**（みぞおちとおへその中間）などのツボが集まっています。これらの**ツボをカイロで温刺激**すれば血流がよくなり、水分代謝が促され、**胃にたまった余分な水分の排出**が期待できます。さらに胃が温まって胃の働きの改善にも役立つはずです。（石原新菜）

逆流性食道炎は唾液不足の人に多く、口内が乾いたら耳の少し前側をさする［唾液腺もみ］で分泌を促せ

唾液《だえき》には、消化促進作用や口の中の粘膜保護作用、抗菌作用などさまざまな働きがあり、体が正常な機能を発揮するために欠かせないものです。逆流性食道炎においても、唾液は重要な役割を果たしています。唾液は食道内を洗浄、中和しながら、食道内に逆流してきた胃酸を胃へと押し戻します。そのため、唾液の分泌《ぶんぴつ》が少ないと逆流性食道炎が生じやすくなります。

例えば、歯ぎしりをする人はそうでない人に比べ高頻度に胃酸の逆流が起こり、しかも歯ぎしりが胃酸逆流に伴って生じているとの報告があります。睡眠中に胃酸が逆流すると、無意識のうちに歯ぎしりをして唾液を分泌させ、食道に流れ込んできた胃酸を唾液で中和しているのではないかと考えられています。

また、逆流性食道炎は高齢になるほど起こりやすくなりますが、その背景には唾液の分泌量が年齢とともに減少することが関係しているのかもしれません。

唾液腺もみのやり方

口の中には、唾液を分泌する唾液腺と呼ばれる場所が３ヵ所あり、異なる唾液を分泌している。唾液量を増やすために、それぞれの唾液腺をマッサージして刺激を与えるといい。約1分あればできるので、今すぐ試してみよう。

耳下腺《じかせん》

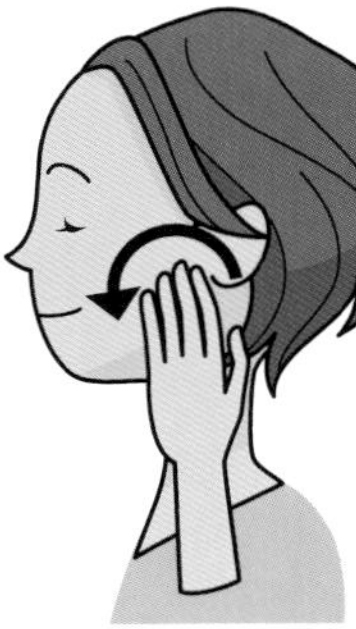

耳の下から少し前の位置に指を当て、手のひらごと前回しを10回、後ろ回しを10回行う（約20秒）。

顎下腺《がくかせん》

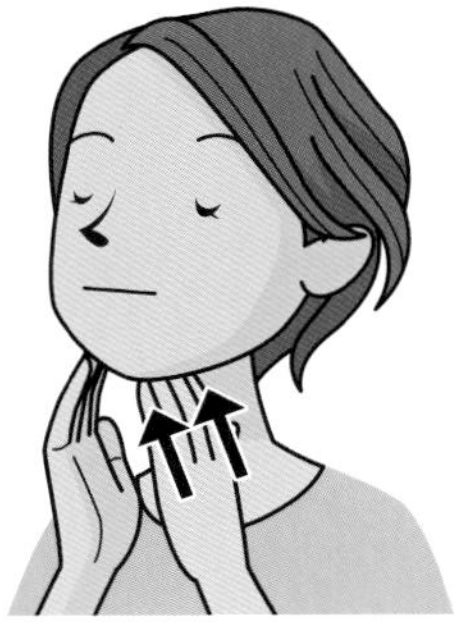

あごの骨の内側の柔らかい部分に指を当て、首のほうからあごの下まで10回ゆっくりと動かす（約20秒）。

舌下腺《ぜつかせん》

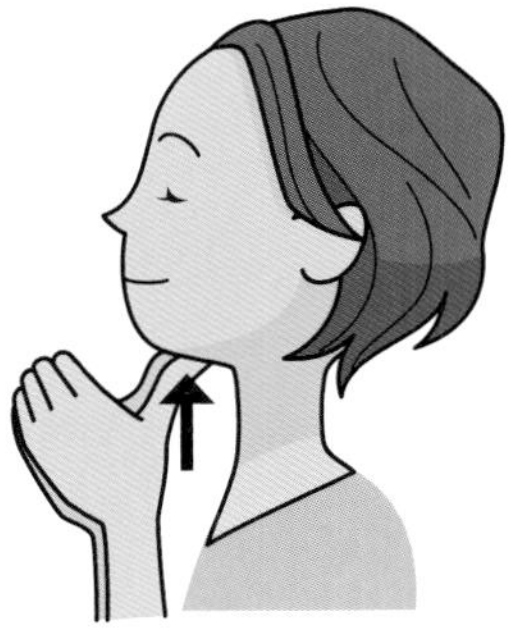

両手親指の腹で、あごの骨の下から真上に、10回軽く押し上げる（約20秒）。そのさい同時に舌も動かすとより効果的。

「口の中がネバネバする、あるいはパサパサしている」「口内炎がよくできる」「パンやクッキーなどを食べると水分を奪われて飲み込みにくい」といった人は、唾液不足の可能性があります。

そのような場合は、唾液の分泌を増やす工夫をしましょう。

まず心がけたいのが**よく噛《か》んで食べる**ことです。噛むことが刺激となって唾液の分泌が促されます。

また、**唾液を分泌する唾液腺《せん》をマッサージ**するのも効果があります。

逆流性食道炎の人は、ぜひ試してみてください。（島田英昭）

きつめの洋服やコルセットは腹部を圧迫するため
胃酸の逆流を招きやすく［ゆるファッション］を実践せよ

おなかを締めつける服装など、ふだん着ている服が、胃酸の逆流を起こす原因になっている場合があります。胃が圧迫されて、胃酸が逆流しやすくなるのです。

女性では**ガードルやコルセット、着物の帯**、男性は**きつすぎるベルト**はさけてください。服装のデザインも、ウエストラインがギュッと絞られた、**ボディラインを強調するスーツやワンピース**、下半身にピッタリとフィットするジーンズは、胃酸逆流のリスクが高いでしょう。

また、最近はどんな体型の人にでも合うように作られた、ウエストにゴムが入ったパンツやスカートが人気です。こうした服装も、**ゴムがきつすぎるとおなかに食い込んでしまい、胃への圧迫が強くなる**ので、注意が必要です。

服装を選ぶときには、ぜひ**試着しておなかが締めつけられないかを確認**してください。そのさい、立った姿勢だけでなく、イスでの着席姿勢も試しましょう。立ったと

ゆるファッションのポイント

女性
○
締めつけない服装

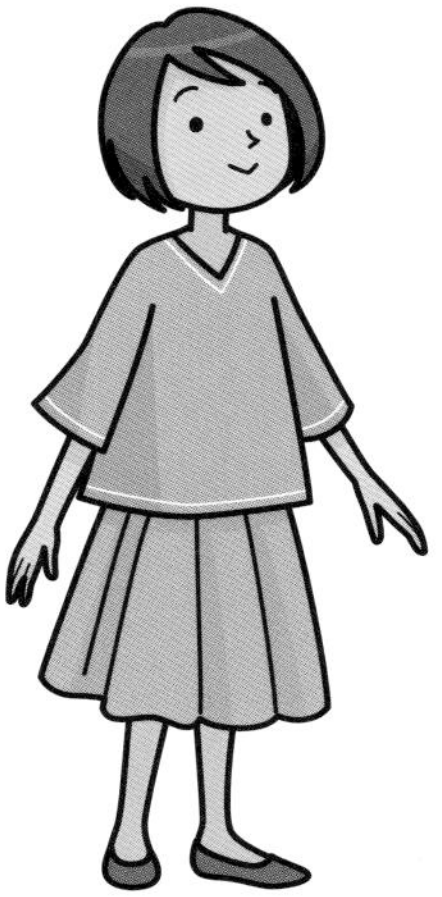

男性
×
きつい服装やベルト

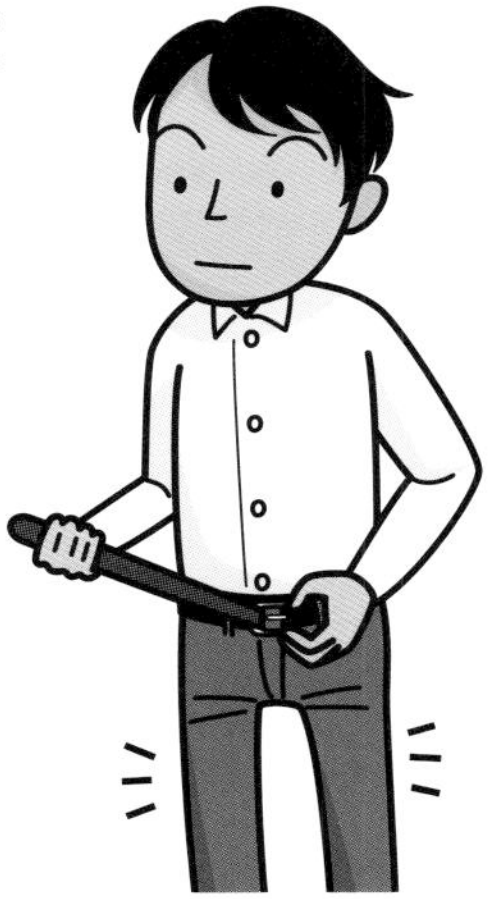

- 体のラインをソフトに包むスタイルの服装を選ぶ。
- ウエストにゴムが入っている場合は、自分の体に合わせてゴムのきつさを調整する。
- ウエストを絞らないAラインのワンピースやブラウスを選ぶ。
- タイトスカートは控える。
- ガードルやコルセットはさける。
- 着物の帯は強く締めすぎないようにする。

- ベルトはウエスト調整がしやすいものを選ぶ。
- ベルトよりもサスペンダーがおすすめ。
- ズボンやジーンズはゆったりめのものを選ぶ。ウエストや太ももがピチピチのものはさける。
- ウエストを絞った、体にぴったりしたスーツはさける。

きには問題がなくても、座ると脂肪や筋肉が弛《し》緩《かん》するのでウエストが強く締めつけられるリスクがあるからです。

また、腰痛対策として下腹部を**腰痛ベルトやコルセットで締めている人は、食後2〜3時間はゆるめる**といいでしょう。不快なら医師と相談して締めつけがソフトなタイプへ替えてもらうのも一案です。（島田英昭）

スマホ・PC使用時、テレビ視聴時、洗濯物を干すとき、食後など場面別［逆流ストップ姿勢］

今、あなたは本書をどのような姿勢で読んでいますか。もし、背中を丸めて前かがみ姿勢になっていたら、背すじをしっかり伸ばしましょう。前かがみ姿勢は腹部を圧迫するので、胃酸逆流を悪化させる可能性があります。

読書中だけでなく、**パソコン作業**をするとき、**テレビを見ている**とき、**洗濯物を干す**ときなど、無意識のうちに背中を丸めてしまいがちです。特に**スマートフォン**（以下、**スマホとする**）を見るときの**姿勢**は要注意です。多くの人は、**ネコ背で首を前に曲げてうつむく姿勢で、長時間見つづけています**。これでは、胃は圧迫されっぱなしです。しかも、うつむく姿勢は首に多大な負担をかけ、肩こりや頭痛を招く**ストレートネック**（スマホ首）の原因にもなります。ちなみに、ストレートネックとは、本来、S字状に弯曲《わんきょく》している首の骨がまっすぐになってしまった状態をいい、比較的若い世代で急増しているといわれます。

また、**重い物を持ち上げたり、しゃがんだりする姿勢**も腹圧を高め、胃を圧迫します。どうしても、こうした姿勢になるときは、胃酸の分泌《ぶんぴつ》が盛んな食後2～3時間以内はさけてください。

（島田英昭）

いろいろな「逆流ストップ姿勢」を覚えて実践しよう！

①洗濯物を干すとき

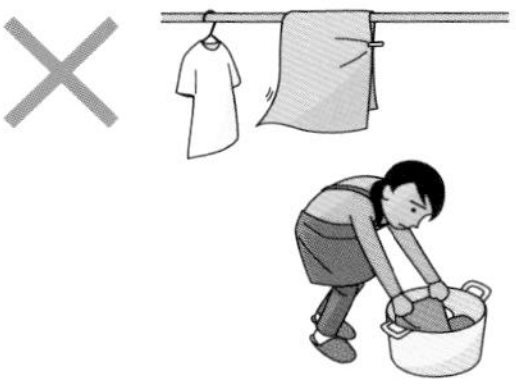

床にカゴを置くと、かがんで洗濯物を取り出さねばならず、胃への負担が大きい。

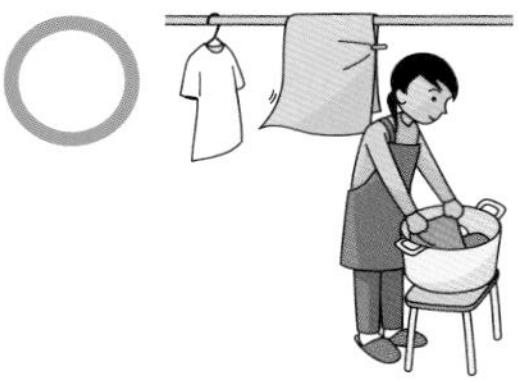

洗濯カゴをイスの上に置き、かがまずに洗濯物を取り出せるようにする。

②重い物を持ち上げるとき

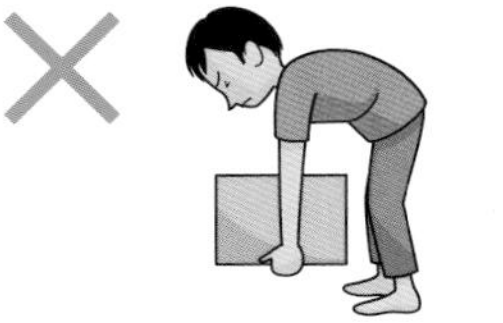

腹部に力を入れる動作は胃が圧迫され、胃酸が逆流しやすい。

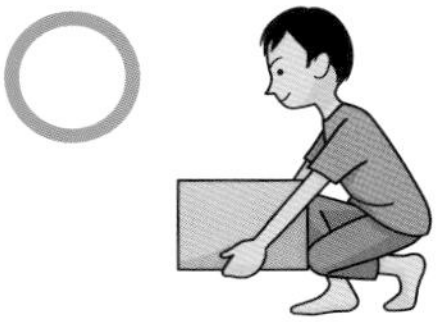

床から物を持ち上げるときはひざを曲げ、腰を落としてから持ち上げる。

③ソファで長く座って過ごすとき

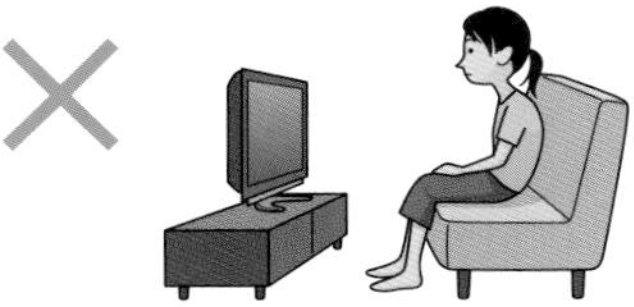

テレビを長時間見るときは、知らず知らずのうちに前かがみになりやすい。

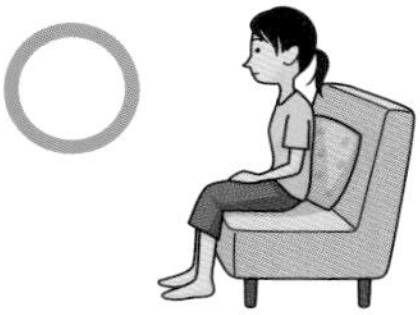

ソファと腰の間にクッションを当てる。意識して背すじを伸ばすようにする。

逆流性食道炎を徹底的に防ごう!

④シャワーを浴びるとき

×

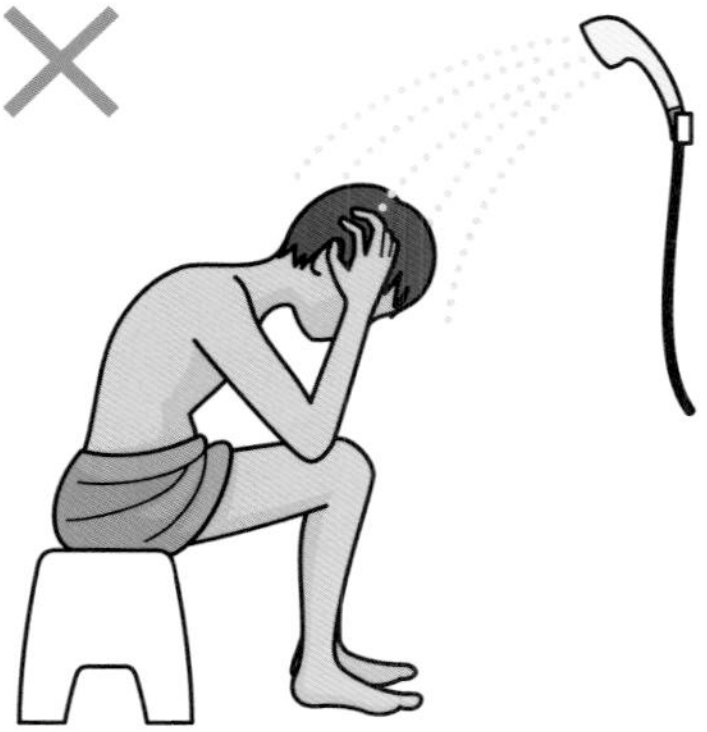

シャワーで髪を洗うとき、背中を丸めて、おなかに圧をかけやすい。

○

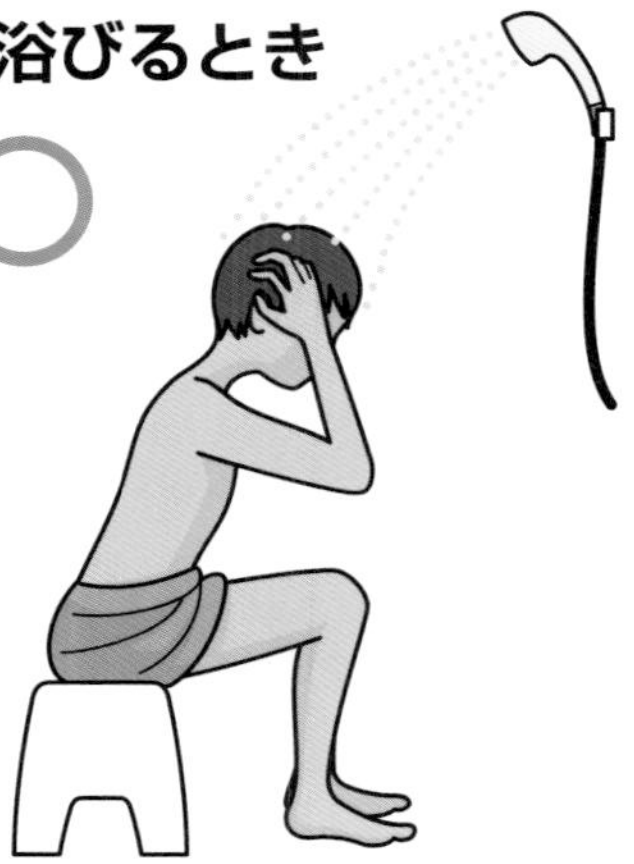

シャワーヘッドを高い位置にすれば、頭を下げず、背中を丸めずに洗髪ができる。

⑤運転をするとき

×

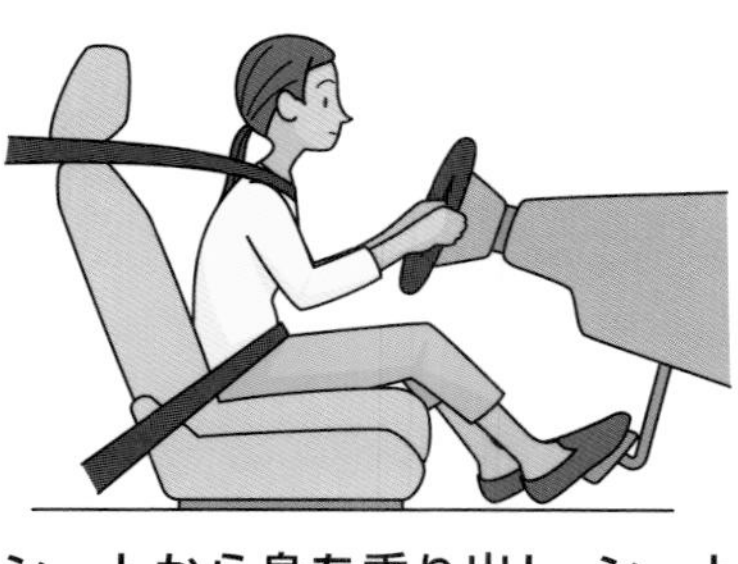

シートから身を乗り出し、シートベルトが胸やおなかに食い込むと、胃への圧迫が高まるので危険。

○

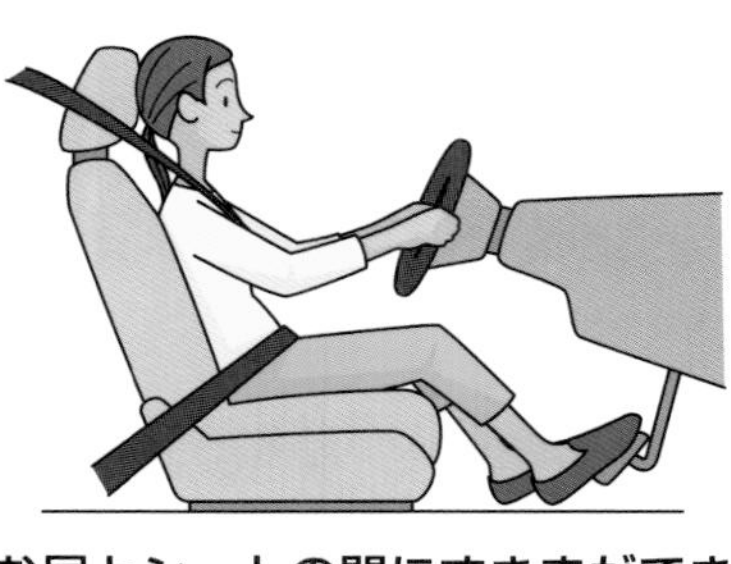

お尻とシートの間にすきまができないように深く座り、背すじを伸ばして背中をシートにつける。

［逆流ストップ姿勢］を日々実践し、

⑥パソコン作業をするとき

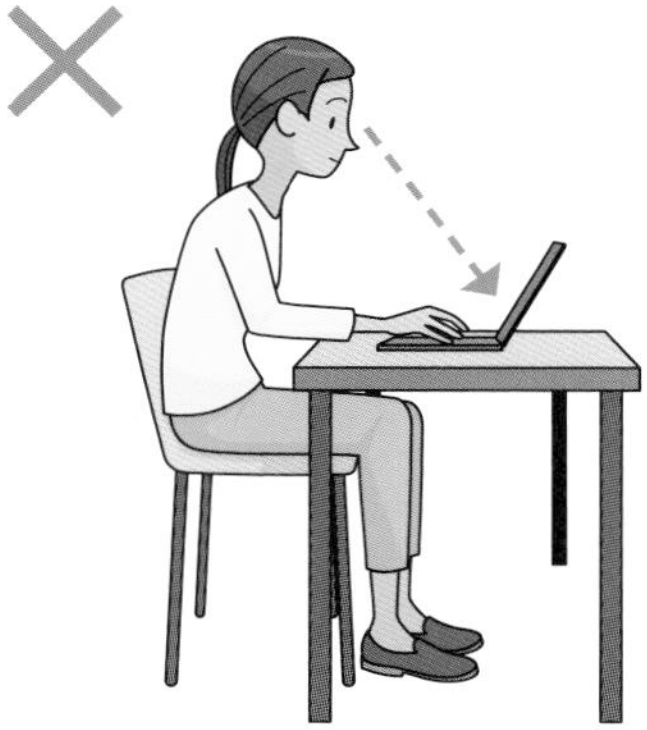

パソコンのモニター画面の位置が低すぎると、無意識のうちにネコ背になりやすい。

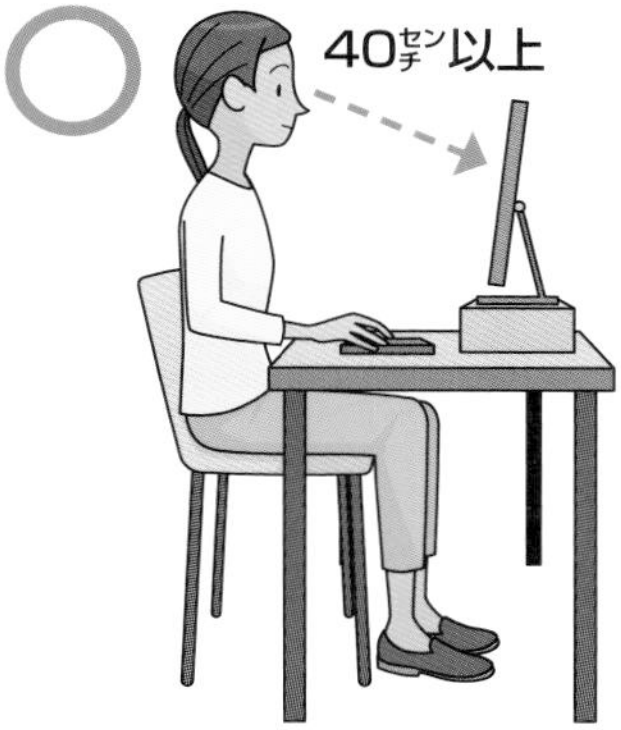

視線が下に向きすぎないようにモニターの位置を調節する。モニターと目の距離を40センチ以上離す。

⑦スマホを見るとき

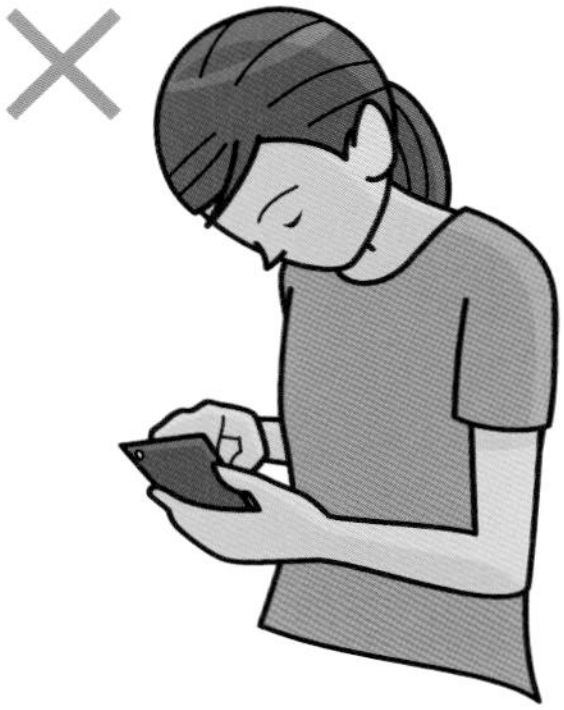

首を深く曲げてうつむいた姿勢でスマホを見ると、背骨が曲がり、腹部を圧迫し、胃酸が逆流しやすい。

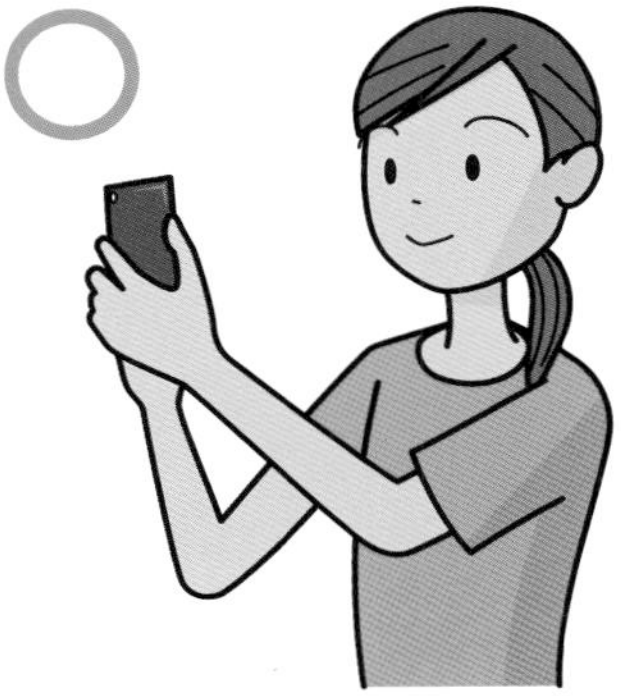

スマホの画面を目線と同じ高さにして操作すると、うつむき姿勢にならずにすむ。

急に力を入れる筋トレは、腹圧を高めて胃酸逆流を招く可能性大で、腹筋運動やベンチプレスを行う人は要注意

健康増進のために運動は欠かせません。逆流性食道炎の予防や改善においても、運動は大切ですが、種類を選んで行う必要があります。というのも、**運動の種類によっては、逆効果となる可能性がある**からです。それを示唆する研究は世界中から数多く発表されています。

例えば、胃酸逆流症状のない12人にサイクリング、ランニング、筋力トレーニングの3種の運動を行ってもらい、それぞれの運動で胃酸の逆流がどう変化するかを調べた研究があります。**最も胃酸の逆流時間（酸曝露《ばくろ》時間という）が長かったのがランニング**で、次に長いのは筋力トレーニングでした。

ほかの研究でも同様の結果が出ています。運動中に逆流性食道炎の症状が現れる29人の運動選手を対象に、サイクリング、ランニング、重量あげをしたときの胃酸の逆流時間を調べた研究では、**重量あげのときが最も長く**、サイクリングのときが最も短

腹圧のかかる運動や激しい動きを伴うスポーツは要注意

○ 運動強度の低い有酸素運動

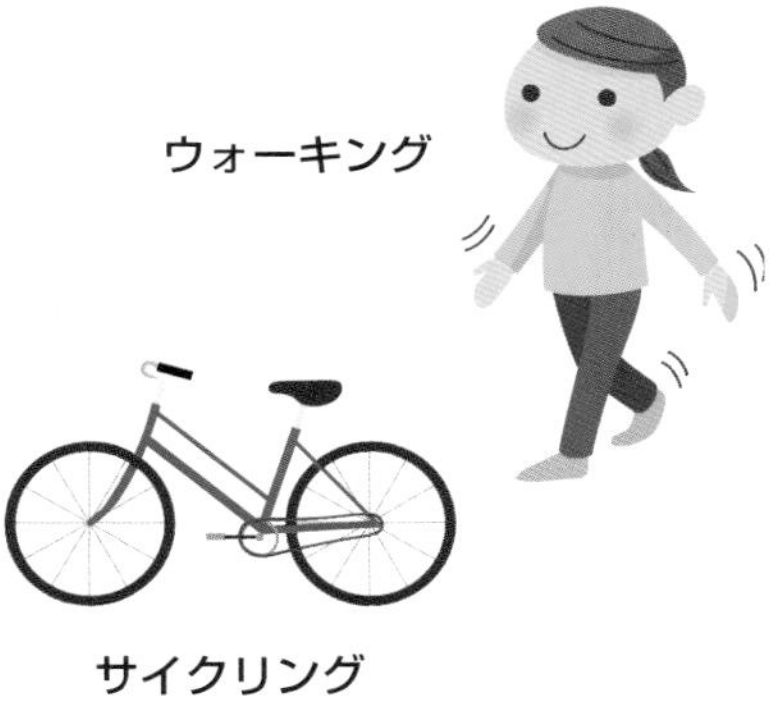
ウォーキング
サイクリング

× 腹筋に強い力を入れる運動や激しい運動を伴うもの

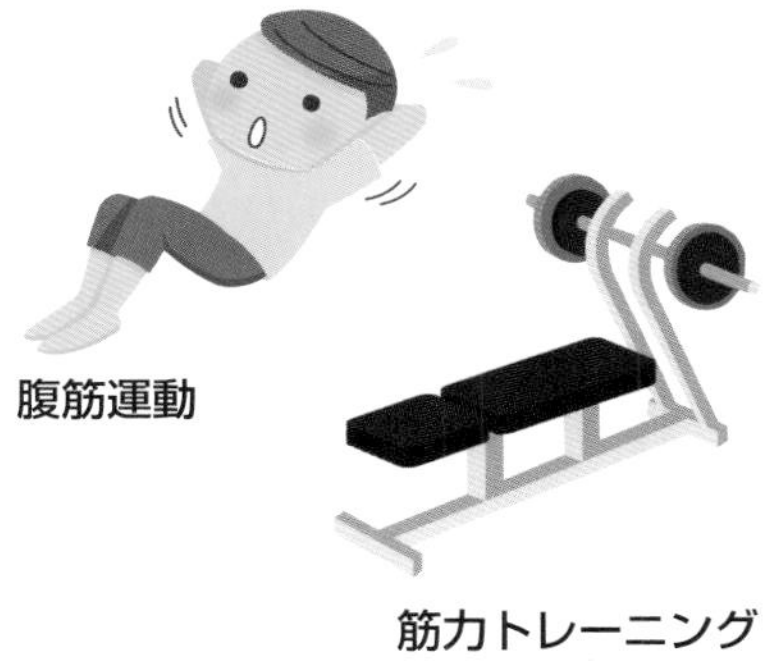
腹筋運動
筋力トレーニング

いとわかりました。

運動選手とそうでない人それぞれに、強度を変えて運動をしてもらったところ、いずれも激しい運動時に胃酸の逆流回数が最大となり、酸曝露時間も最長になったとの報告もあります。

こうした研究結果から、腹筋に強い力を入れる腹筋強化運動や、ベンチの上に寝て、重りを持ち上げるベンチプレス、上下の激しい動きを伴うランニングなどは逆流性食道炎を引き起こしたり、症状を悪化させたりする可能性があるのでさけたほうがいいでしょう。

逆に、逆流性食道炎の予防にはウォーキングやサイクリングなどの上下動が少なく、運動強度が高すぎない運動が有効と考えられます。

（島田英昭）

逆流性食道炎の人はカラオケで腹圧がかかりがちな「声を張る歌」はさけるべき。静かなフォークソングがベター

みなさんの中にはカラオケが趣味の人もいらっしゃるでしょう。カラオケで好きな曲を歌って楽しむことはストレス解消になり、胃腸の働きを促す副交感神経（自律神経の一つで心身の働きをリラックスさせる神経）を活発にするので基本的にはおすすめですが、逆流性食道炎の人は注意が必要です。

大声を張り上げるような曲を歌うときのことを想像してください。大きな声を出すときは、おなかに力を入れて歌っているはずです。この、おなかに力を入れる歌い方が逆流性食道炎の人にはよくないのです。おなかに力を入れると、どうしても腹圧が上昇し、胃を圧迫する可能性があります。それが胃酸の逆流を増やす可能性があるのです。特に食後に、大きな声で歌を歌うのはさけたほうが無難です。

逆流性食道炎の人におすすめしたいカラオケソングは、静かなフォークソングです。これならおなかに力を入れずにすみます。

（島田英昭）

第6章

逆流ストップ術［食事編］

食後に水を飲む、オリーブオイルをとるなど［食べ方&食材選びのコツ］これが正解

東邦大学医学部外科学講座
一般・消化器外科教授
島田英昭

逆流性食道炎の改善には食事の見直しが必須で、特に「辛い・熱い・脂っこい食事」減らしが最重要

日本人に逆流性食道炎の患者さんが増えている原因の一つには、食事の欧米化があります。欧米の食事は脂っこい傾向があり、あっさりとした味つけの和食よりは、胃腸に負担がかかりやすいのではないでしょうか。

中でも注意していただきたいのは、「辛い・熱い・脂っこい」食事です。

最近では激辛ラーメン、激辛カレー、激辛マーボー豆腐など、激辛料理は人気があります。しかし、その辛みが逆流性食道炎の人には悪影響を及ぼす可能性がありま す。例えば、トウガラシの辛み成分のカプサイシンは少量であれば胃酸の分泌《ぶんぴつ》を抑制しますが、大量に摂取すると逆に胃酸の分泌が増加して、胃酸の逆流が起こりやすくなることが知られています。辛み成分には中毒性があるといわれ、慣れるともっと辛いものを求めるようになるので注意してください。

次に、熱い食べ物は辛い食べ物と同じように食道の粘膜を刺激し、食道粘膜の炎症

を悪化させたり、**熱刺激によって知覚過敏が起こり**、少量の胃酸の逆流でも胸やけを感じやすくなったりします。熱いスープやうどん、ラーメンなどは飲み込んださいに胸に熱さを感じない程度に冷ましたうえで食べるようにしましょう。

逆流性食道炎の人が注意すべき食べ物

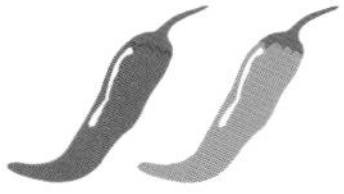
トウガラシを使った料理

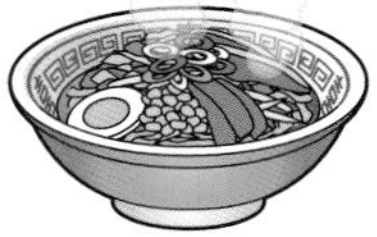
熱いラーメンのスープなど

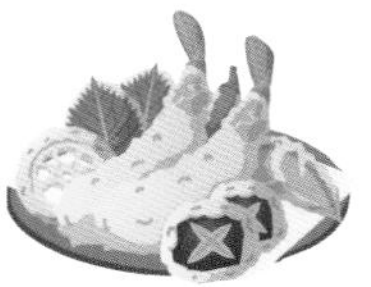
天ぷらなどの揚げ物

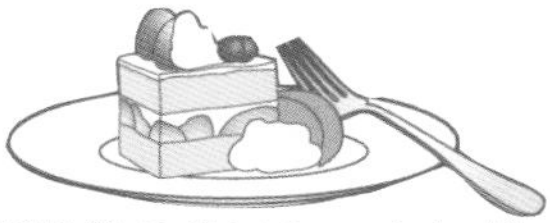
脂肪分の多いケーキなど

「辛い・熱い・脂っこい」食べ物は食べすぎないように。

最後に脂っこい食事ですが、脂っこいものが体内に入ると脂肪の分解を助けるために十二指腸で**コレシストキニンというホルモンが分泌**されます。このホルモンの作用で下部食道括約《かつやく》筋がゆるみやすくなり、逆流性食道炎が起こりやすくなると考えられます。さらに、脂肪をとりすぎると体脂肪として蓄えられ、**肥満の原因**にもなります。太って**内臓脂肪がたまると胃を圧迫**するため、その点でも逆流性食道炎を招きやすくなります。

天ぷらや焼き肉、とんかつなどのおかずだけでなく、バタークリームや生クリームをたっぷり使った脂肪分の多いケーキ、油で揚げたポテトチップスなどのお菓子も極力控えることが重要です。

飲み物にも胃酸逆流を招くものがあり、カフェインが多いコーヒー・緑茶や炭酸飲料は要注意

食べ物だけでなく、飲み物にも胃酸逆流を促すものがあります。実際、どんな飲み物が胃酸逆流を生じさせるかについて調べた研究があります。米国の約4万8000人の看護師を、ある一定期間、観察したところ7961人に逆流性食道炎の症状が認められました。その人たちを、コーヒー、紅茶、炭酸飲料をそれぞれ1日6杯以上飲むグループと全く飲まないグループに分けて、逆流性食道炎の発症リスクを比較検討したそうです。すると、6杯以上飲むグループは全く飲まないグループより、コーヒーでは34%、紅茶では26%、炭酸飲料で29%、発症リスクが増加していました。

発症リスクが増えた理由としては、コーヒーと紅茶に含まれるカフェインの存在が指摘されています。カフェインは胃を刺激して胃酸の分泌《ぶんぴつ》を促すのに加え、食道から胃への入り口の役割をしている下部食道括約《かつやく》筋をゆるめるため、胃酸の食道への逆流が促されると考えられます。

逆流性食道炎の人が注意すべき飲み物

飲みすぎを控えよう

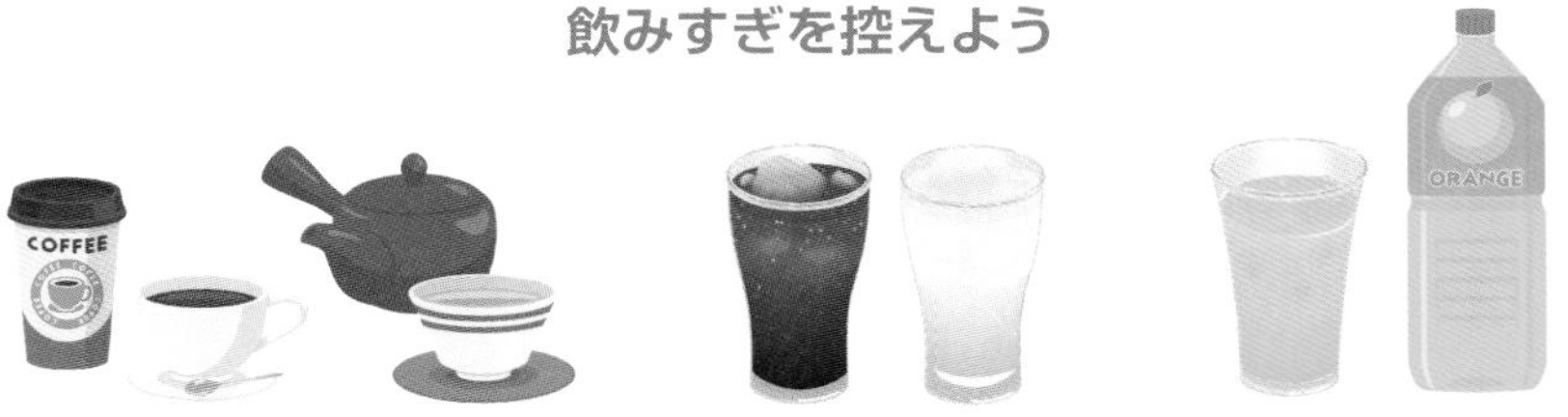

●カフェインが多い
コーヒー、緑茶など

●炭酸飲料

●柑橘類の
ジュースなど

カフェインは**緑茶やウーロン茶**、**ココア**にも含まれます。

この論文ではさらに、コーヒーの摂取量について、五つのグループに分けて比較しています。1日3杯程度までは問題はなかったけれど、**4杯以上になると逆流性食道炎の発症リスクが1・2倍、6杯以上では1・3倍**と高かったと報告しています。したがって、コーヒーを飲む場合は**1日3杯くらいまで**にするか、カフェインの含有量を少なくしたカフェインレスタイプ、カフェインが全く入っていないノンカフェインタイプを選ぶといいでしょう。

逆流性食道炎の人は**炭酸飲料やオレンジジュースなどの柑橘《かんきつ》類のジュース**も控えてください。炭酸飲料が胃の中に入ると、炭酸と胃液が化学反応を起こし、**二酸化炭素が充満してゲップが出やすくなり**、下部食道括約筋がゆるんでいる人は、胃酸がゲップとともに逆流しやすくなります。また、**柑橘類の酸味成分のクエン酸は胃の粘膜を刺激**し、胃酸の分泌を促します。

胃酸の逆流防止には食べ方も重要で、早食い・大食いや高血糖対策のベジファーストは要注意

胃酸逆流を防ぐには何を食べるかだけでなく、どう食べるかも重要です。早食い・大食いをすると、胃には短時間のうちに次から次へと食べ物が送られるため、消化が間に合わずに胃が過剰にふくらみ、胃の内圧を高めて一時的に下部食道括《かつ》約《やく》筋がゆるみ、胃の内容物の逆流が起こりやすくなります。

また、早食い・大食いの人は、どうしても噛《か》む回数が少なくなります。その結果、食べ物は大きな塊のままで食道を通って胃に送られます。β《ベータ》-アミラーゼといって、唾《だ》液《えき》に含まれるでんぷんをブドウ糖に分解する消化酵素が少なくなるため、胃での消化に時間がかかり、食べ物が長く胃内部に滞留することになります。すると、胃酸の分《ぶん》泌《ぴつ》量も増えます。

以上のように、大食い・早食いはいくつもの理由が重なって、逆流性食道炎を招きやすくするので、必ずよく噛《か》んでゆっくりと食事することを心がけましょう。

逆流性食道炎の人におすすめの主な野菜

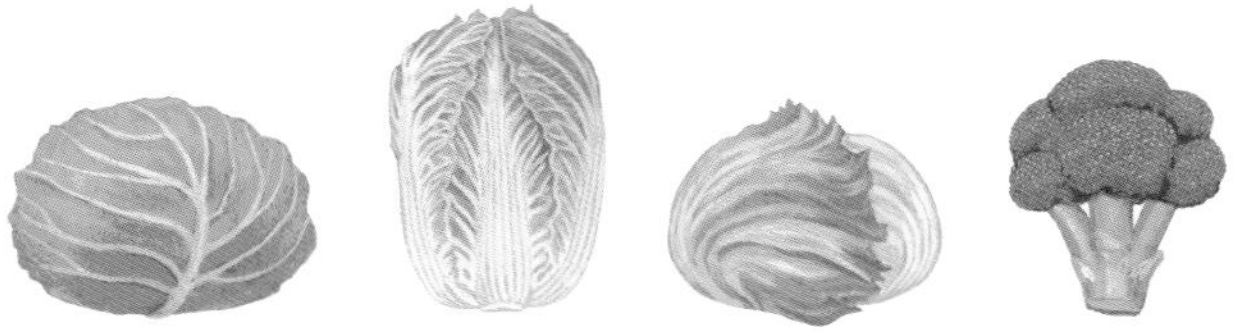

キャベツ　ハクサイ　レタス　ブロッコリー

ビタミンUが多く含まれるので積極的にとりたい。

注意したい食べ方としてベジファーストがあります。ベジファーストとは、食物繊維たっぷりの野菜（ベジタブル）を食事の最初（ファースト）に食べる食事法のこと。食後血糖値の急激な上昇を防いで、満腹感も得られるためダイエット中の人に人気です。ただし、食物繊維は消化酵素で消化されず、胃の中で水分を吸って大きくふくらむため、胃内部の滞留時間が長くなります。タケノコやゴボウ、トウモロコシなど**食物繊維が多い野菜をとるときは、つぶしたり、みじん切りにしたりして繊維を細かくする**と胃内部の滞留時間を短くできます。

逆流性食道炎の人に積極的に食べてほしい野菜があります。キャベツやハクサイ、カリフラワー、ブロッコリー、レタスなどです。これらには通称**「ビタミンU」と呼ばれるキャベジン（メチルメチオニンスルホニウム）という成分が豊富に含まれ、**胃の粘膜を修復したり胃酸の分泌を抑えたりする作用があります。キャベジンは、熱すると流出します。温野菜にした場合は、煮汁も飲み干して無駄なく摂取しましょう。

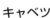

食後は胃酸逆流を招きやすいため、食事中にコップ1杯の水を飲み、食後30分は横になるのを控えよ

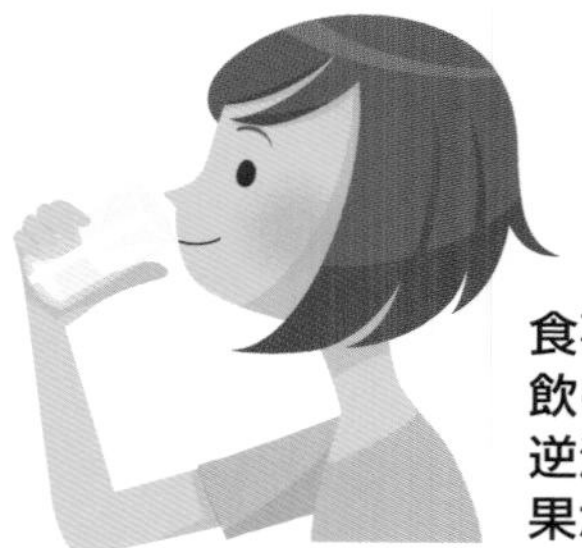

食事中に水を飲むと胃酸の逆流を防ぐ効果がある。

食後は消化活動が活発になっているため、胃酸がどんどん分泌《ぶんぴつ》されています。つまり、胃酸がいつ逆流してもおかしくない状態です。体を起こしていれば、重力の影響で胃の内容物は下側に留まりますが、体を横にした場合は胃が食道よりも上にくるため、胃酸が食道へと流れやすくなります。それを防ぐためには、**食後2〜3時間は横になるのをさけます**。特に、胃酸の分泌が盛んになっている食後30分はイスに座るなどして体を起こしておきましょう。

また、胃酸の分泌は食事中から始まっていて、胃酸が逆流して食道の壁面についてしまうことがあります。それを洗い流すために、食事中、適量の水を飲むことが有効です。水の代わりにお茶を飲む場合は、カフェインを含む緑茶ではなく、ノンカフェインの麦茶を選んでください。カフェインは胃酸の分泌をさらに促します（104ページ参照）。

魚油のDHAやEPAには胃酸の分泌を抑える働きがあるとわかり、アジなど青魚は刺身で食べよ

魚の油のDHA（ドコサヘキサエン酸）やEPA（エイコサペンタエン酸）などのオメガ3系脂肪酸は悪玉コレステロールや中性脂肪を減らす一方で、善玉コレステロールを増やす作用があり、動脈硬化や脳梗塞《こうそく》など生活習慣病予防に役立つことが知られています。それに加え、胃酸の分泌《ぶんぴつ》を抑える作用もあるとわかっています。

口に入れた食べ物が食道から胃に入ると、幽門《ゆうもん》（胃と十二指腸の接合部）からガストリンという消化管ホルモンが分泌され、胃酸の分泌が促進されます。**オメガ3系脂肪酸はガストリンの分泌を抑制**することが確かめられています。

魚の中でも**オメガ3系脂肪酸が多く含まれるのは、カツオやマグロ、アジ、イワシ、ブリ、サンマ、サバなどの青魚**です。オメガ3系脂肪酸は熱に弱いので、**生の刺身がおすすめ**です。魚の苦手な人は、同じオメガ3系脂肪酸のα《アルファ》-リノレン酸を多く含むエゴマ油やアマニ油をとるといいでしょう。

料理に使う油はオリーブオイルがよく、胃への負担が減り、逆流性食道炎を招く便秘も改善

地中海周辺の国々で心疾患《しっかん》による死亡率が低いのは、オリーブオイルを日常的に摂取しているからといわれますが、オリーブオイルは心疾患だけでなく、逆流性食道炎の予防や症状緩和にも役立ちます。

オリーブオイルの特徴は、オレイン酸が多く含まれることです。オレイン酸は悪玉コレステロールを抑え、善玉コレステロールを下げる働きのほか、**胃内部の滞留時間が短くすむため消化に負担がかからない**ので、下部食道括約《かつやく》筋への影響も少なくてすみます。さらに、オレイン酸は**腸の蠕動《ぜんどう》運動（内容物を先に送り出す運動）を活発にして、便通を促す**といわれます。便秘になるといきんで排便しようとするので、腹圧を上げて胃酸の逆流を起こしやすくなります。

また、一般的に、油（脂）は消化しにくくて胃酸を多く分泌《ぶんぴつ》させますが、オリーブオイルはその心配は少ないといえます。

ニンニクやショウガなどの香味野菜は生だと胃酸逆流を招きやすく、煮たり焼いたりして食べよ

香味野菜に含まれる香りや辛みの成分は、胃を刺激して胃酸の分泌《ぶんぴつ》を増やして食欲を増します。ところが、逆流性食道炎の人にとっては、この胃酸の分泌が裏目に出て、胃酸の逆流を引き起こす可能性があります。

逆流性食道炎の症状がある人は、まずは少量を食べてみて、胸やけなど胃酸逆流の症状が出たり、悪化したりしないかを確かめましょう。異常がなければ、量を少しずつ増やしていくといいでしょう。あるいは、煮たり焼いたりして刺激臭や辛みを減らして食道や胃への負担を軽くする方法もあります。なお、レモンやトマトなどの酸味がある果物と野菜は酸度が高く、食道を通るときに食道粘膜を刺激し、下部食道括約《かつやく》筋をゆるめて胃酸を逆流させるリスクがあるので食べすぎないようにしましょう。

逆流性食道炎の人が注意すべき香味野菜など

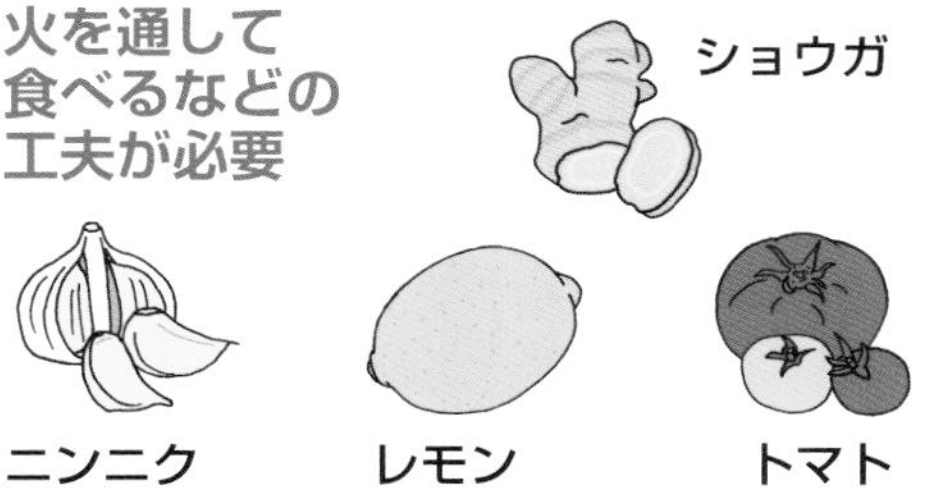
火を通して
食べるなどの
工夫が必要
ショウガ
ニンニク
レモン
トマト

お酒は胃酸分泌を増やすが、中でも発泡性のあるビールやレモンサワーは最悪で、水割りがベター

アルコールは幽門《ゆうもん》（胃と十二指腸の接合部）の細胞を刺激し、ガストリンというホルモンを分泌《ぶんぴつ》させます。ガストリンには胃酸の分泌を促す働きがあります。また、胃の血流をよくして胃の働きを活性化し、食欲を誘う効果があります。その働きを利用したのが食前酒です。

ただし、アルコールの摂取が少量であれば胃への負担は少ないのですが、大量に飲むと胃酸の分泌が多くなりすぎて、逆流しやすくなります。また、幽門の緊張を高めて胃内容物の小腸への排出を遅らせたり、さらには胃の蠕動《ぜんどう》運動（内容物を先に送り出す運動）も低下させます。中でも要注意なのは、ビールやレモンサワーなどの発泡性のあるお酒です。発泡性のあるお酒は胃の中で炭酸が気化して二酸化炭素となり、胃が膨張して内圧が高まり、胃酸逆流を促します。逆流性食道炎の人でお酒をどうしても飲みたいときは、薄めの水割りやお湯割りを少量飲むようにしましょう。

第7章

病院の逆流ストップ治療最前線

飲むと即日効いて効果の持続時間も長い新薬や、負担が少ない新内視鏡手術が続々登場

日本医科大学
消化器内科学教授
二神 生爾

昭和大学江東豊洲病院
消化器センター長・教授
井上 晴洋

病院治療の主流は薬物療法で、胃酸分泌を減らすＰＰＩ、消化管運動機能改善薬など主な治療薬一覧

逆流性食道炎が疑われる人は、生活習慣を改善するとともに、必ず消化器内科や胃腸科、内科などを受診して検査を受けてください。逆流性食道炎は、**適切な治療を受ければ大多数は改善できます。**

医療機関での治療の基本は、薬物療法です。不快な症状の主な原因が胃酸であることから、**胃酸の分泌《ぶんぴつ》を抑える薬（酸分泌抑制薬）が処方**されます。その第一選択薬となっているのが**プロトンポンプ阻害薬（ＰＰＩ）**です。胃酸は胃壁細胞上にあるプロトンポンプというたんぱく質により分泌されます。ＰＰＩは、このプロトンポンプの働きを阻害して、胃酸の分泌を抑えます。非常に効果が高い薬で、薬を飲んだ人は３日後には約７割、２週間後には約９割の人の症状が軽減すると報告されています。

ＰＰＩの効果は、胃酸の分泌が少なくなる夜間に少し弱まります。ＰＰＩだけでは夜間の症状が抑えられない場合には、夜間用としてＰＰＩとは別に**H_2ブロッカー**とい

逆流性食道炎の治療で使われる主な薬一覧

薬物		作用	主な商品名
酸分泌抑制薬	PPI	胃壁細胞上のプロトンポンプの働きを阻害	オメプラゾン、オメプラール、タケプロン、パリエット、ネキシウム
	H_2ブロッカー	胃壁細胞上のH_2受容体に結合しヒスタミンの働きを阻害	カイロック、タガメット、ガスター、アルタット、アシノン、プロテカジン
制酸薬		胃酸を中和	マーロックス
粘膜保護薬	アルギン酸	食道の粘膜を覆って保護	アルサルミン、プロマック
消化管運動機能改善薬		食道の蠕動運動の機能の回復	エリーテン、ナウゼリン、ガナトン、ガスモチン、セレキノン、アコファイド

う酸分泌抑制薬が処方されることがあります。

必要に応じてほかの薬が補助的に用いられます。例えば、胸やけや呑酸《どんさん》（すっぱいものがのどまでこみ上げる症状）などの症状には**胃酸を中和する制酸薬や食道の粘膜を保護するアルギン酸の併用**が検討されます。食道の蠕動《ぜんどう》運動（内容物を先に送り出す運動）の機能を回復させ、逆流した胃酸を胃に戻すとともに、胃内に貯留した胃酸を速やかに十二指腸に送る作用もある**消化管運動機能改善薬**が併用されることがあります。両薬剤の併用により、過剰な胃酸を抑制するとともに、胃から食道への胃酸の逆流を効果的に抑えることができます。

ストレスが原因で逆流性食道炎の症状を引き起こしていると考えられる場合には、**抗不安薬や抗うつ薬**が処方されます。

なお、**薬を服用して症状が治まっても、自己判断で服用を中止してはいけません。**症状が再発しやすくなるからです。医師の指示に必ず従ってください。

（二神生爾）

改善率96％！ 従来のPPIより圧倒的に早く効き、効果も長く続く「P-CAB」が登場し今話題

前の記事でも述べた従来のプロトンポンプ阻害薬（ＰＰＩ）は、効果の大きい酸分《ぶん》泌《ぴつ》抑制薬ですが、その一方で、患者さんによっては、①効果が現れるまでに3～5日間かかる、②夜間の酸分泌抑制が不十分である、③中には効果が現れにくい人がいる、という欠点がありました。

こうしたことから、専門家の間では従来のＰＰＩとは異なる新しい酸分泌抑制薬の開発が熱望されていました。そして**2014年に登場したのがボノプラザンフマル酸塩（カリウムイオン競合型アシッドブロッカー：P-CAB《ピーキャブ》）**です。治験では、4週間の服用で94％、8週間では96・4％という高い改善率を示しました。

Ｐ－ＣＡＢは従来のＰＰＩと同じ胃酸の分泌を抑える薬ですが、効くしくみが異なります。従来のＰＰＩは、胃壁細胞上にあるプロトンポンプに結合し、プロトンポンプを働かせる酵素（体内の化学反応を促す物質）の作用を妨げて、胃酸の分泌を抑え

PPIとP-CABの効果の比較

	従来のPPI	新薬（P-CAB）
効果の発現	3〜5日	3時間
効果の持続	日中のみ	1日中
夜間の効果	不十分	十分
効果の個人差	あり	なし
服用回数	1日1回	1日1回

ます。

それに対してＰ－ＣＡＢは胃酸を分泌するために必要なカリウムイオンに作用してプロトンポンプそのものの働きを阻害します。つまり、**P-CABは胃酸分泌の最終段階でプロトンポンプの機能を妨げるため、服用して約3時間後には効果が現れます。**

また、Ｐ－ＣＡＢは強アルカリ性のため、**酸性の強い胃酸の中でも長時間留まって効果を持続させることができます。**

体内に入った薬は肝臓にある酵素によって代謝されます。従来のＰＰＩは４種類ありますが、そのうち２種類はＣＹＰ２Ｃ１９という薬物代謝酵素の影響を強く受けます。日本人は体質的にＣＹＰ２Ｃ１９の活性度に個人差があるため、人により効果が異なります。その点、Ｐ－ＣＡＢはそれとは違う酵素（ＣＹＰ３Ａ４）で分解されるため、**効き方にバラつきが少ない**のも利点です。

主な副作用は便秘や下痢《げり》、発疹《ほっしん》などですが、その発現率は従来のＰＰＩとほとんど変わりません。

（二神生爾）

ＰＰＩが効かない人は漢方薬の併用が有効で、特に六君子湯や半夏厚朴湯で改善する人が多い

逆流性食道炎では、一般的に胃酸を抑える薬を用います。それでも改善しない人には、**漢方薬が併用される場合があります。**漢方薬だけを用いて逆流性食道炎に効いたというエビデンス（科学的根拠）はないのですが、**プロトンポンプ阻害薬（ＰＰＩ）との併用で効果が現れた可能性を示す報告は多数あります。**

その一つに、ＰＰＩを４週間以上服用したけれど効果が十分に得られない患者さんをＡとＢの２グループに分け、ＡにはＰＰＩと六君子湯《りっくんしとう》を併用し、ＢにはＰＰＩの処方量を２倍に増やし、４週間後に症状がどのように改善したかを比較検討した研究があります。その結果、ＡはＢと同じ程度の改善効果が認められました。さらに、この研究では六君子湯が、男性でやせ型の人たちに有用である可能性が示唆され、女性や高齢者には消化管の運動を改善させる効果が認められました。

逆流性食道炎の人に**最もよく用いられる漢方薬は六君子湯ですが、半夏厚朴湯《はんげこうぼくとう》や半《はん》**

逆流性食道炎によく使われる主な漢方薬

漢方薬	生薬	対象となる症状
六君子湯	半夏、人参、茯苓、生姜、甘草、大棗、陳皮、白朮	胃の内容物を腸へ送り出す作用を促進、みぞおちのつかえなど
半夏厚朴湯	半夏、茯苓、生姜、厚朴、蘇葉	セキ、しわがれ声など
半夏瀉心湯	半夏、人参、乾姜、甘草、大棗、黄芩、黄連	ゲップや胸やけなど
安中散	桂皮、延胡索、牡蛎、茴香、甘草、縮砂、良姜	胸やけやゲップ、胸の痛みなど

夏《げ》瀉心湯《しゃしんとう》、安中散《あんちゅうさん》なども使われます。

●六君子湯　半夏、人参、茯苓《ぶくりょう》、生姜《しょうきょう》、甘草《かんぞう》、大棗《たいそう》、陳《ちん》皮《ぴ》、白朮《びゃくじゅつ》の八つの生薬が配合されています。胃の内容物を腸へ送り出す作用を促進するといわれ、みぞおちのつかえなどの改善に効果があります。

●半夏厚朴湯　半夏、茯苓、生姜、厚朴、蘇葉《そよう》の五つの生薬から構成されます。のどに異物がへばりついたような違和感があるときや、セキ、しわがれ声などの症状に対して使われます。

●半夏瀉心湯　半夏、人参、乾姜《かんきょう》、甘草、大棗、黄芩《おうごん》、黄連《おうれん》の七つの生薬が調合されています。主にゲップや胸やけの症状が強い人に用いられます。

●安中散　桂皮《けいひ》、延胡索《えんごさく》、牡蛎《ぼれい》、茴香《ういきょう》、甘草、縮砂《しゅくしゃ》、良《りょう》姜《きょう》の七つの生薬からなります。胸やけやゲップ、胸の痛みの症状改善に効果が期待できます。　（二神生爾）

薬物療法が無効で食道裂孔ヘルニアを併発した逆流性食道炎には切開の小さい腹腔鏡手術を検討

薬による治療や、生活習慣を見直しても症状が改善しない場合、3チセン以上も胃が上部にはみ出ている大きな食道裂孔《れっこう》ヘルニアや食道の狭窄《きょうさく》が生じている場合、若い患者さんで今後長期にわたって薬の服用が必要で経済面や生活面での負担が大きい場合などには、**噴門《ふんもん》形成術**（噴門とは胃と食道の接合部）と呼ばれる手術が推奨されます。

逆流性食道炎の噴門形成術では、以前はおなかを大きく縦に切る開腹手術が行われていました。医療技術が進んだ現在は、傷口が小さくて術後の痛みが少なく、3日程度の入院ですむ**腹腔鏡《ふくくうきょう》手術が一般的**になっています。

具体的には、おなかに5～12ミリ程度の穴を5～6ヵ所あけます。この穴からカメラと手術道具を入れ、手術を行う医師は、カメラで映したおなかの中の映像をモニターで確認しながら胃底部（ゆるく伸びやすいところ）を持ち上げ、食道の後ろから噴門にマフラーのように巻きつけていくのです。

代表的な2つの手術 [ニッセン法とトゥーペ法]

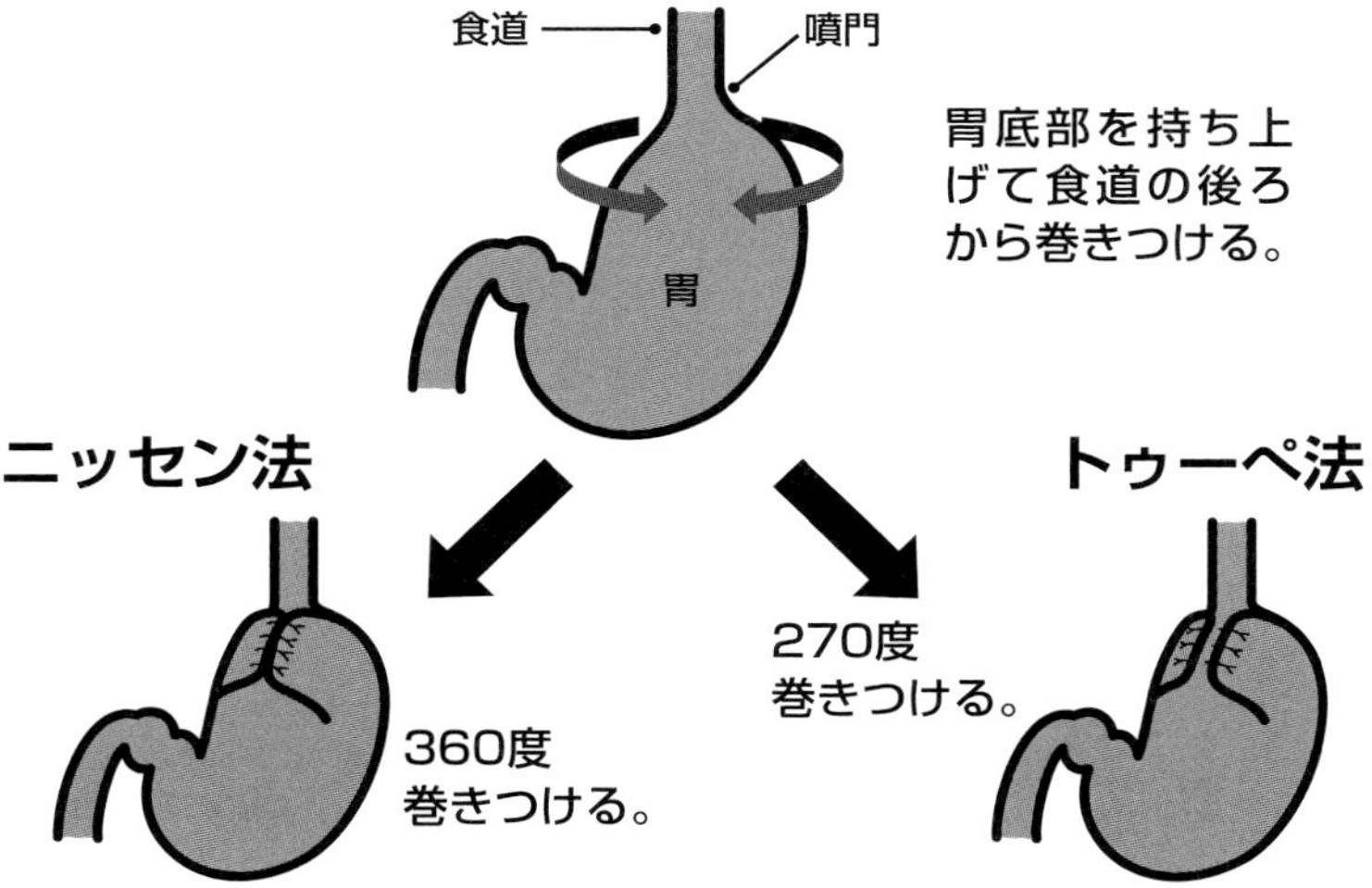
食道
噴門
胃底部を持ち上げて食道の後ろから巻きつける。
胃
ニッセン法
トゥーペ法
270度
巻きつける。
360度
巻きつける。

その代表的な巻きつけ方として、噴門に360度（全周性）巻きつけるニッセン法と270度巻くトゥーペ法があります。ニッセン法は、胃酸の逆流防止効果が大きいのですが、術後に食べ物が飲み込みづらくなる嚥下《えんげ》障害が起こりやすいとされます。それに対して、トゥーペ法は術後の合併症である嚥下障害が起こりにくいのが特徴です。なお、嚥下障害は一時的で、およそ3ヵ月程度でほぼ治まります。

手術をすると、約9割の人が薬の服用を中止できるとされます。術後、症状が持続する場合でも、多くの人は手術前よりも症状が軽減します。（井上晴洋）

内視鏡で行うため腹腔鏡よりも体への負担が小さく、胃酸の逆流を見事防ぐ「ARMS」「ARMA」手術

小さな穴を5～6ヵ所あけて行う腹腔鏡《ふくくうきょう》手術は、おなかを大きく切開する開腹手術に比べると体への負担はかなり軽減されますが、それでも負担は全くないわけではありません。そこで、**注目を集めているのが、さらに負担の少ない内視鏡治療です。**

内視鏡治療は、管を口から挿入し、患部まで進めて治療を行う方法です。これまでにいくつもの術式が考案されていますが、長期にわたる効果や安全性に問題があり、標準化した治療法にはまだ至っていません。

私たちが新たに考案し、2012年より臨床で取り入れている内視鏡手術がARM《アーム》S《ス》（逆流防止粘膜切除術）です。ARMSでは、胃の上部の噴門《ふんもん》（胃と食道の接合部）付近の粘膜を適度な範囲で切除し、人工的に潰瘍《かいよう》を作ります。潰瘍が治っていく過程において、その部分は自然に収縮していくので、それまでゆるんでいた噴門が締まってくるのです。

私はこれまでに100人以上の患者さんにARMSを行いました。その半数の人は薬の服用を中止でき、残りの人は今まで効かなかった薬が効くようになり、症状が改善しています。

ARMSの知見をもとに、**さらにより簡便でより安全な治療法として私たちが考案したのがARMA《アーマ》（逆流性防止粘膜焼灼術《しょうしゃくじゅつ》）**です。以前より、消化管の止血処置として粘膜焼灼術を行うと、粘膜再生のさいに傷跡が収縮をきたすことが知られていいます。ARMAはこれを利用したもので、**ARMSでの粘膜切除と同じ範囲を高周波電流で焼灼**します。

ARMAの**適応は食道裂孔ヘルニアを伴う逆流性食道炎**の患者さんです。2018年から2021年7月現在までに48人の患者さんにARMAを行っていて、ARMSと同等の効果が得られています。たとえ**1回の治療で効果が不十分な場合でも、再度ARMAを行うことが可能**です。

なお、ARMAを行っている医療機関は、現時点で私が勤務している昭和大学江東豊洲病院のみで、執刀医も限定されています。しかし、ARMAは安全性・効果ともに高いことから、今後大きく広がっていくことが期待されます。

（井上晴洋）

解説者紹介

※掲載順

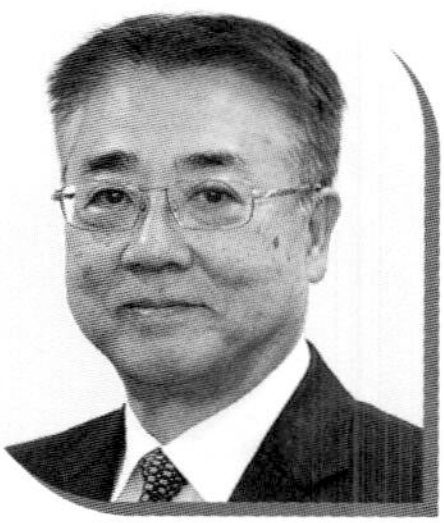

三輪洋人《みわひろと》先生

兵庫医科大学消化器内科学主任教授・
診療部長・内視鏡センター長

専門は消化器内科、上部消化管疾患。特に逆流性食道炎（胃食道逆流症）や機能性胃腸疾患の診療ならびに研究のトップランナーとして知られる。日本消化器病学会専門医・指導医、日本神経消化器病学会理事長、日本消化器内視鏡学会専門医・指導医など所属学会多数。

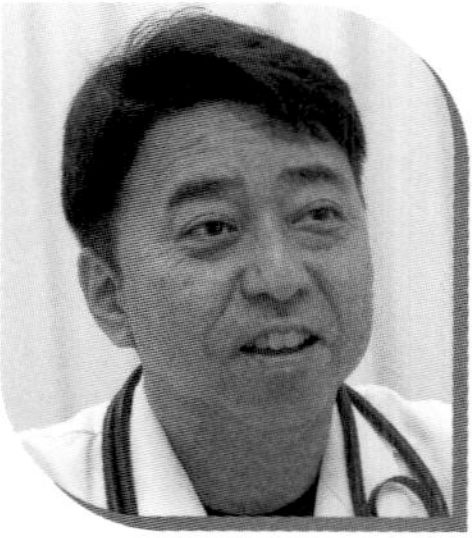

伊賀瀬道也《いがせみちや》先生

愛媛大学大学院抗加齢医学（新田ゼラチン）講座教授
愛媛大学医学部附属病院抗加齢・予防医療センター長

公立学校共済組合近畿中央病院循環器内科、米国ウェイクフォレスト大学高血圧血管病センターなどを経て現職。脳卒中予防、逆流性食道炎予防などをキーワードに健康寿命の延伸のための抗加齢医学研究を行っている。日本抗加齢医学会専門医・指導医・評議員など。

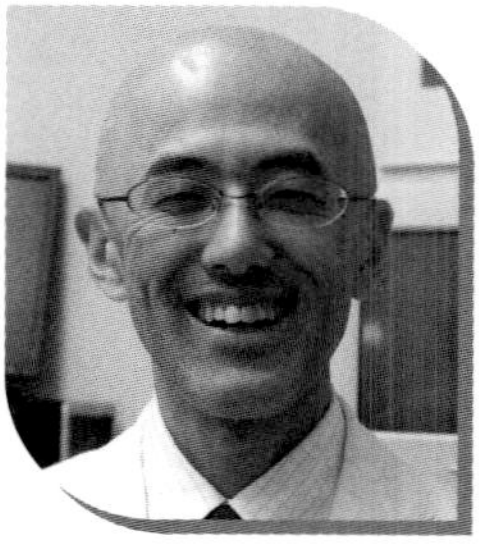

清水公一《しみずこういち》先生

新板橋クリニック院長

千葉大学医学部を卒業後、米国留学を経て、〝人を観る科〟を標ぼうするクリニックを開業。逆流性食道炎をはじめとした機能性消化管疾患が発症するしくみを研究し、しくみに基づいて患者さんみずからが症状を改善・制御していく専門治療を行っている。日本消化器外科学会認定医。所属学会多数。

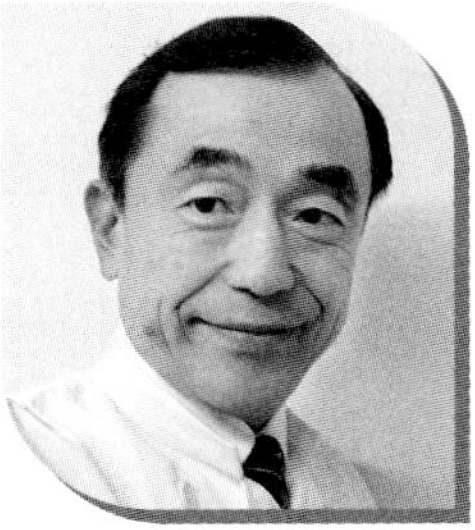

島田《しまだ》英昭《ひであき》先生

東邦大学医学部外科学講座一般・消化器外科教授
東邦大学医療センター大森病院消化器センター外科教授

専門は胃・食道のがん治療。研究のかたわら患者さんの診療に尽力するとともに、大学教授として後進の指導にも熱心に当たっている。日本消化器病学会専門医・指導医、日本消化器外科学会評議員・専門医・指導医、日本がん治療認定医機構認定医など所属学会多数。

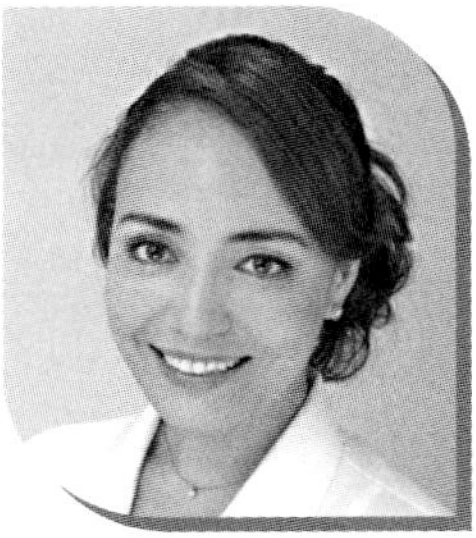

石原《いしはら》新菜《にいな》先生

イシハラクリニック副院長

帝京大学病院での研修後、日本の自然医学の第一人者である医学博士の父、石原結實院長のクリニックで副院長を務める。漢方医学、自然療法、食事療法などさまざまなアプローチで数々の病気の治療に当たっている。診療のほか、テレビやラジオ、執筆活動と幅広く活躍中。

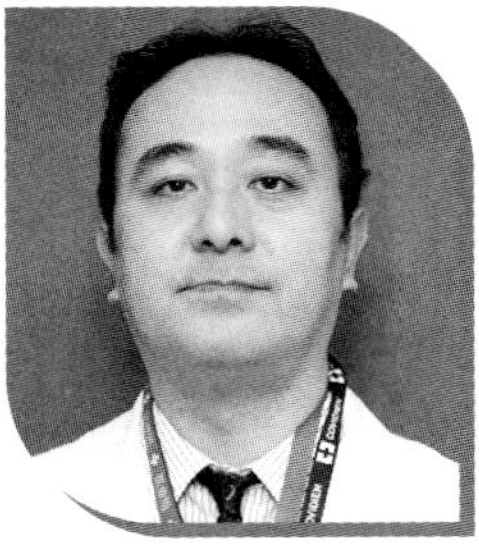

二神《ふたがみ》生爾《せいじ》先生

日本医科大学消化器内科学教授
日本医科大学武蔵小杉病院消化器内科部長

専門は機能性消化管疾患。これまでに日本消化器病学会の機能性消化管疾患診療ガイドラインや慢性便秘症診療ガイドラインなどの作成委員を務め、漢方治療への造詣も深い。日本消化器病学会評議員・専門医・指導医、日本内科学会認定医・指導医など所属学会多数。

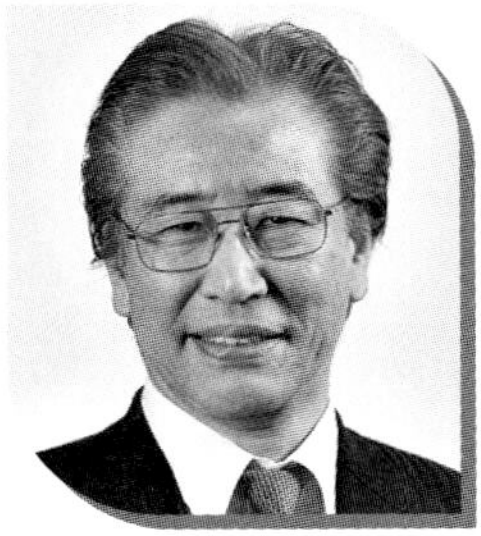

井上《いのうえ》晴洋《はるひろ》先生

昭和大学江東豊洲病院消化器センター長・教授

内視鏡治療の第一人者として、患者さんの体への負担が軽い低侵襲治療を最優先に行っている。みずから開発した内視鏡治療の ARMS や ARMA において国内外で指導している。日本消化器内視鏡学会理事長・専門医・指導医、日本内視鏡外科学会評議員など所属学会多数。

あとがき

本書を読んで、早速「ネコ背正し体操」や「横隔膜体操」にすでに取り組みはじめたという人もいらっしゃるのではないでしょうか。中には1週間ほど続けたけれど、効果がなかったからとやめた人がいるかもしれません。

こうした体操は1週間程度で効果が出るものではありません。まずは3カ月、続けてみてください。実例で登場した方たちも、3〜4ヵ月続けて症状が改善するなど効果を実感されています。

体を動かすことは、逆流性食道炎にかぎらず、健康づくりに役立ちます。万一、逆流性食道炎の症状が改善したとしても、そのあとも健康づくりの一環としてぜひ続けてほしいと思います。きっと、気持ちがすっきりとする、前向きになれる、若々しくいられる、食事がおいしくいただけるなど、うれしい効果をたくさんもたらしてくれるはずです。

また、胸やけや呑酸《どんさん》（すっぱいものがこみ上げてくる症状）が気になるときはぜひとも内視鏡検査を受けてください。

「胸やけぐらいの症状で内視鏡検査とは大げさだよ」などと決して思わないでください。逆流性食道炎を疑って内視鏡検査をしたところ、食道がんや胃がんが見つかった人も少なくありません。消化器系の病気をチェックするいい機会ととらえるといいでしょう。

逆流性食道炎の原因の一つに加齢があげられます。一方で、年を重ねることは誰もさけることはできません。だからといって、何も手を打たないと石が坂をゴロゴロと転がっていくように、体の機能は低下するばかりです。もし、その坂の勾配《こうばい》が少しでもゆるくなれば、体の機能の低下を抑えられ、いつまでもはつらつとした日々を送れるのではないでしょうか。その方法の一つとしておすすめできるのが「ネコ背正し体操」をはじめとする体操です。

一人でも多くの方が本書を逆流性食道炎の改善に役立て、加齢という坂の勾配を少なくして、健やかで幸せな人生を手に入れていただくことを心より願っています。

兵庫医科大学消化器内科学主任教授　三輪洋人

逆流性食道炎
自力でよくなる!
消化器病の名医陣が教える
最新1分体操大全

2021年10月12日　第1刷発行
2023年8月31日　第3刷発行

編集人　田代恵介
シリーズ企画　飯塚晃敏
編集　わかさ出版
編集協力　オーエムツー／荻 和子　梅沢和子
竹本和代
装丁　下村成子
本文デザイン　久保さおり
イラスト　魚住理恵子
撮影　石原麻里絵（fort）
モデル　三橋愛永
発行人　山本周嗣
発行所　株式会社文響社
〒105-0001　東京都港区虎ノ門2丁目2－5
共同通信会館9階
ホームページ　https://bunkyosha.com
お問い合わせ　info@bunkyosha.com
印刷・製本　中央精版印刷株式会社

ISBN 978-4-86651-425-3

本書は専門家の監修のもと安全性に配慮して編集していますが、本書の内容を実践して万が一体調が悪化する場合は、すぐに中止して医師にご相談ください。また、疾患の状態には個人差があり、本書の内容がすべての人に当てはまるわけではないことをご承知おきのうえご覧ください。